纪光伟大夫谈健康

# 送给爸妈的健康书

## 百万市民学科学

"江城科普读库"资助出版图书

纪光伟 编

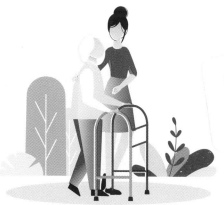

U0272462

化学工业出版社

·北京·

## 内容提要

本书围绕中老年生活的几大方面，从日常保健、疾病护理、健康知识等方面，向中老年人传播健康观念、健康知识。在编写上，延续作者生动的语言风格，让读者读得懂，愿意看。

本书适用于中老年人阅读参考，是子女送给父母的健康礼物。

## 图书在版编目（CIP）数据

送给爸妈的健康书/纪光伟编. —北京：化学工业出版社，2020.7

（纪光伟大夫谈健康）

ISBN 978-7-122-36761-7

Ⅰ.①送…　Ⅱ.①纪…　Ⅲ.①中年人–保健–基本知识②老年人–保健–基本知识　Ⅳ.①R161

中国版本图书馆CIP数据核字（2020）第078446号

责任编辑：杨燕玲　　　　　　　　　　　装帧设计：史利平
责任校对：王鹏飞

出版发行：化学工业出版社（北京市东城区青年湖南街13号　邮政编码100011）
印　　装：大厂聚鑫印刷有限责任公司
710mm×1000mm　1/16　印张11¹/₂　字数151千字
2020年9月北京第1版第1次印刷

购书咨询：010-64518888　　　　　　售后服务：010-64518899
网　　址：http://www.cip.com.cn
凡购买本书，如有缺损质量问题，本社销售中心负责调换。

定　　价：49.80元

版权所有　违者必究

# 前 言

我国已经进入老年化社会了，部分地区已经进入深度老龄化了，老龄化问题是一个突出的社会问题，政府也在积极解决这个问题。

当前这代老人的子女，多数是80后、90后的独生子女，不但面临着巨大的工作压力，也面临着更大的赡养压力。如何让老人能够健康、快乐地度过晚年生活，是每个子女都应该思考的问题。

我们在日常工作中发现，许多老年人对于健康的知识是缺乏的，也经常受到错误健康信息的误导，大量购买夸大宣传的保健品，看病寻求旁门左道，不但浪费了金钱，还耽误了病情，影响了健康。

老人的健康，是子女的期望；老人的幸福，是子女的快乐。现在的老人大多不缺物质，缺乏的是精神陪伴，缺乏的是健康知识。因此，常回家看看，常过去陪陪，是儿女们应尽的义务。看望老人送什么？送什么也不如送健康。为此，我们编写了这本科普读物，希望大家能够作为礼物送给自己的父母，让他们晚年的生活更加丰富，身体更加健康。

本书收集了武汉市青山区"纪光伟健康宣传小分队"的部分成员

的作品，"纪光伟健康宣传小分队"是武汉市青山区科学技术协会和卫生健康委员会联合武钢二医院打造的科普品牌，该队成立近两年来，已经撰写了大量的科普作品，深入工厂、社区进行了大量的科普宣传和义诊，为普及健康科普做出了自己的贡献。

由于我们的水平有限，不足之处，请各位专家和读者批评指正。

纪光伟

2019年10月　于武汉

# 目录

## 疾病护理篇 47

日常保健篇

## 保健品真的有那么神奇吗？

目前，市场上各种保健品泛滥，有的生产厂家不惜花费重金把自己的产品吹得神乎其神，其疗效究竟如何呢？让我们看一下某些产品的宣传广告，便可知其疗效了。

从某些保健品的广告看，其治疗范围都是极广的，一般均可治疗几十种疾病，甚至达上百种，笔者曾经数过某一保健品的治疗范围可达301种疾病。

大家知道，世界上没有包治百病的药物。例如，青霉素的作用是抗菌消炎，它问世一百多年，尽管有许多新的抗生素陆续问世，但它仍是医学上与细菌作斗争的"主力军"，其临床应用范围最广，迄今仍没有药物能完全取代它。

当然，在医学上也有一些可治疗多种疾病的药物，但它们仅能作为辅助治疗，不能作为主要的治疗药物。如果世上真的有"包治百病"的灵丹妙药，还要大量的医生和医院干什么呢？科学常识告诉我们，世界上没有包治百病的药物，所谓"包治百病"的药物只是厂家的宣传而已。

保健品的广告为了宣传产品如何有效，常用的方法就是让吃过保健品的人自己出来说话，在广告中常常宣传某某人服用后的来信来说明产品疗效好，这样很容易让人们相信其效果。但是，严谨的医学科学研究要求，每一种产品都是要经过长时间、大批患者服用后才能得出结论的，保健品也应遵循这一规范。

按照许多广告的套路，常常让服用者"现身说法"，来宣传该产品的"疗效"。其实，这是没有价值的。仅通过一例患者使用后效果"良好"（笔者不知道有多少人使用无效），甚至连统计学处理都没有，怎能证实其疗效呢？既然没有统计学的资料，我们能否代为"设计"一下：假设100人使用了某保健品，仅这一例有效，其有效率是1%。这种产品能算得上是有效吗？显然不是。

如果 100 人中有 90 人有效，其有效率是 90%，这样的数据才能说明是有效的，因此，单凭个案的宣传是难以说明问题的。

许多保健品的广告上不负责地夸大其词，甚至用上了"服用某产品后，医生会消失吗？"其目的是想通过医生的消失来证实自己的产品效果好。事实上，这个产品上市已有 30 多年了，医生并没有消失，这不正好证实了产品效果吗？

还有的产品广告，暗示人们服用本品，可以长寿，承诺人人活到 120 岁。我不知道他们的依据是什么，目前也不知道服了他们的产品后，究竟能不能活到 120 岁。但有一点我可以告诉大家，目前大多数人还不能活到 100 岁，如果真能让大多数人活到 100 岁，那这项发明一定能获得诺贝尔奖。

不久前，一位退休的张师傅找到我，诉说他因年龄的原因经常出现一些疼痛症状，在医院治疗仅能暂时缓解症状，不能根治。他听说某某仪可治疗他的病，不惜花费数百元钱买了一台，治疗后效果和医院差不多。我反复看了他的仪器和说明书后告诉他，这台仪器的作用就是一台理疗仪，其原理就是红外线的作用。其作用一盏白炽灯就可代替（当然，使用白炽灯时，应注意防止皮肤烫伤），完全没有说明书上所说的那么神奇。

人们向往长寿，向往健康，这本无可非议。大量保健品的出现正好符合人们的这一愿望，但是一些疗效不佳、假冒的保健品，不仅会给人们带来经济上的和身体上的危害，也给保健品这一新兴市场的健康发展抹上了一层阴影。2019 年 2 月，美国食品药品管理局强势介入膳食补充剂行业，膳食补充剂属于保健品的一种，加强对其进行监管，释放出一个重要的信号，就是要加强对保健品的监管。

我们并不想完全否定保健品的保健作用，但是要提醒消费者，光靠保健品是不会给您带来健康的，因为，健康的身体主要是有良好的生活习惯，加强身体锻炼，勤动脑和腿，并辅以适当的保健品。那种一味把自己的健康寄托于保健品的做法，无疑是有害的，但愿人们能走出"神奇"保健品的误区。

# 别掉入"免费体检"的陷阱中

在社会上，我们经常可以看到一些穿着白大褂的"医生"在给人们进行着免费体检，常常吸引了大批人，尤其是获取了中老年人的信任，然而这种免费体检中常隐藏着不可告人的目的。

免费体检大多数都是打着"义诊"的旗号，然而真正的义诊主要是医疗单位以疾病咨询为主的一种社会公益性活动，不会从中获得经济利益。而一些商家进行跨行业的"服务"，而且还进行免费检查，不得不让人认为是一个"陷阱"。要知道进行一套肝脏功能和乙肝标志物的检查费用需要近百元，那么，"免费体检"中大量做这些检查，成本可不是一个小数字，可达到上万元，甚至更多，这对于任何企业来说，都是一笔不小的开支。那么，"天上的馅饼"是如何掉下来的呢？

有的"免费检查"是完全"免检"的，也就是说多数"免费体检"根本没有做检验，由商家编造出一个化验结果，以骗取人们来购买他们的产品。某药业有限公司在山西临汾地区推销其治疗肝炎的药物时，披着"义诊"的外衣，打着"免费检查"的幌子，编造化验结果，在给426人的"化验"中，制造了103个（24.2%）肝炎患者，造了一个"肝炎村"，其目的是要"患者"购买数疗程的产品（一个疗程576元）。后经过复查只有2人异常，其余101人的肝功能正常。

据一位曾经受聘于个体性病诊所的化验员告诉我，老板交代，只要到诊所来看病的人，统统免费做化验，结果一律是有性病，治疗一个疗程后，再免费检查，结果统一为有所好转，还要继续治疗……结果是无论有病无病，花你几千、上万元，看来"羊毛还是出在羊身上"，弄不好还要弄个"冤大头"。

由此看来，"免费体检"隐藏着"陷阱"，天上绝不会掉"馅饼"，也绝不会有什么免费检查，只不过是把检查费用打在他们推销的产品中了。

# 看病别跟着广告走

在门诊，经常会有老人拿着广告找医生开药，其实这些药物大多数是医院没有的，或者根本就不是药物，为什么老年人看病，总是喜欢跟着广告走呢？

这是因为老年人多为慢性疾病，临床治疗效果往往无法迅速治愈，但这些疾病影响了老人的正常生活，看到能够包治好的广告，加上部分老人的甄别能力下降，就愿意相信广告上的承诺。那么，广告上的承诺究竟靠不靠谱呢？我们以乙型肝炎为例：

我国是乙型肝炎的高发国家，据权威的资料显示，我国的乙型肝炎病毒感染率为12% ~ 15%，我们进行的相关人群调查也证实了这一结果。近十几年来，随着对青少年乙型肝炎疫苗接种工作的开展，我国乙型肝炎病毒携带率会逐步下降。但对于乙型肝炎患者而言，乙型肝炎转阴是他们的期望。

据有关资料显示，乙型肝炎的转阴问题是一个世界性的难题，目前最为有效的药物是干扰素，其转阴率为30%左右，换句话说，乙型肝炎的转阴率不到50%，且黄种人的效果没有白种人好。其治疗效果是不能令人满意的，其他的转阴药物效果更难达到干扰素的效果。

一些广告宣传号称，保证乙型肝炎治疗一疗程转阴，治愈率达60%，有的甚至达到98%以上，有效率达100%。我没有证据说这些广告是虚假的，但可以说，这些广告全部都夸大了疗效，因为乙型肝炎转阴的问题目前还没有彻底解决，100%的转阴无疑是不靠谱的。

我们只有掌握科学知识，用科学知识武装头脑，才能识破骗子的嘴脸。更重要的是看病要到正规医院去，千万别跟着感觉走，更不能跟着广告走。

# 为什么老人会热衷购买保健品？

据笔者的调查，保健品的购买者多为老年人，其原因有4点。

## 1. 缺乏亲情陪伴

现在的老人退休后，有退休工资，基本没有生活压力，孩子们的工作繁忙，没有时间关爱老人，大多数老人都会感到孤独。但保健品的推销人员则不同，对老人"爸爸""妈妈"地喊着，和老人们聊天，甚至帮助老人洗脚等。

年轻的推销员的这些举动，让老人们感到很温馨，甚至比自己的儿女都要好，推销员们正是利用老人们情感上的空虚，进行感情投入，获得了老人们的信任，这张感情牌彻底冲破了老人们的心理防线，为他们行骗创造了条件。据媒体报道，有的老人去世后，床底下发现了大量的保健品，价值十几万元。

## 2. 缺乏甄别能力

随着老人的年龄增大，他们对于问题的甄别能力下降，加上推销员的游说，通过夸大事实，虚构所谓的疗效，甚至采取威胁的方法——如果不买就会加重病情，甚至出现生命危险，迫使老人上当。

## 3. 身心创伤

这些老人还有一个共同的特点就是自己的身体有不适，治疗效果不好，或者家人有类似的疾病经历。如：87岁的某大学教授黄某，患有高血压和糖尿病，1998年，他的孙女5岁就病死了，孙女的离世让老人身心受到了不小的打击。为了治疗高血压和糖尿病，她开始接触各类保健品，黄教授的爱人患了胰腺癌，让她对保健品更加依赖了，先后被保健品销售员坑了40万，并且对疾病没有任何效果。身心创伤，是让某些老人依赖保健品的主要原因。

### 4.小恩小惠的诱惑

保健品推销员通过健康讲座、免费礼品来吸引老人"上钩"。笔者就参加过小区内打着某健康杂志旗号举办的活动，交2元钱领10个鸡蛋，留下电话号码；1周后到指定的地点听讲座，再发10个鸡蛋；然后，可以6元钱领一袋米，我怕上当就没有继续参加了。后来，据参加的人说，以后又多次举办活动，逐渐增加钱，而达到欺骗和推销保健品的目的。他们通过这样的方法来"淘沙"，去掉那些"不坚定"的人，留下来的都是"坚定"的购买者……

因此，老人热衷购买保健品的原因是多种的，我们应该给老人更多的关心，让他们感受到亲情和温暖，给予他们心灵上的安慰；积极治疗疾病，减轻疾病的痛苦；同时，应该加强科普宣传，揭穿保健品的骗术，提高老人的自身"免疫能力"。

# 我遇到的购买保健品受骗的实例

在我的身边经常可以听到老人购买保健品，一次花费几千元，甚至几万元的故事。

身边一位老年人，迷信上足疗鞋，听说足疗鞋可以治疗高血压等许多种疾病，到处购买足疗鞋，什么地方有新款出现，他都会去购买，以至于家里有好多双足疗鞋。

还有一位老人听说某款按摩椅可以治疗颈椎病和腰椎病，就要求自己的孩子给他买，孩子一了解按摩椅的价格上万元，就不同意购买。老人气愤地说："你不买就是不孝"。没有办法，孩子只有花1万多元钱购买了一台。

1年多以后，厂家找到他，告诉他有一款新型的按摩椅，他又花了1万多元购买了1台。现在家里各种型号的按摩仪随处可见，几台按摩椅占据了大量的空间。应该说，这些仪器是有一定辅助治疗效果的，但是与其价值相比是不相符的。

2001年，我收治了1例晚期直肠癌的患者，她1年前诊断为直肠癌后，找到了某保健品的厂家，厂家承诺包治直肠癌。

1年后患者拿着保健品的宣传报纸，找到我要求手术，但已经失去了手术的时机。看到患者手里拿着的报纸上，有患者的照片、电话、身份证号、家庭住址和治疗满意的文字，我问她，你为什么不找厂家？患者表示，一定要找厂家讨说法。这时，患者的儿子把我拉到旁边说："医生，不能扯皮。"原来，厂家给患者"减免"了5000元的费用，以此来换取患者的相关信息，并签订了治疗有效的协议。

如果说保健品谋财是可以"接受"的，但延误了癌症患者的治疗时间，就是害命了。我们应该正面宣传保健品的作用，引导百姓不要轻信保健品的虚假宣传，有病要去正规的医院。

## 保健月饼究竟有没有保健功能？

近年来，市场上出现了保健月饼，引起了人们的关注，许多人在问，保健月饼真的有保健功能吗？

随着人们生活水平的提高，人们追求健康的意识也逐渐增强，追求食品保健功能的人不断增多。"聪明"的商人敏感地把握住了这个商机，推出了各种保健的食品。在中秋节的前夕，保健月饼也开始走俏市场。

为此，我到超市去逛了一趟，发现在五彩缤纷的月饼市场中，保健月饼是一道亮丽的风景线：有传统的鲍鱼月饼、燕窝月饼、鱼翅月饼，还有螺旋藻蓉月饼、大漠沙棘月饼、桂花山药月饼、蓝莓冰沙月饼、黑豆月饼和山药月饼等。

那么，这些保健月饼真有保健效果吗？某款燕窝月饼，其成分说明中写着燕窝占3.5%，我们姑且不说燕窝的真假，就是按照这个比例，可能也只有几克燕窝，是难以达到保健效果的。

保持人的健康，应该是多方面的，除了饮食之外，还有生活习惯和身体的锻炼，那种试图依靠某一种食品来达到保健效果的做法是不靠谱的。

更何况月饼在某种程度上说，并不是一种健康的食品，月饼糖和热量的含量都比较高，并不适合一些慢性疾病的患者食用，加上月饼保存中需要添加的一些食品添加剂，正常人也不应该多吃。但月饼作为我国的一种传统文化，我们是应该保留和传承的。

因此，我们的健康不能指望保健月饼，所谓的保健月饼并没有保健效果，只是商家的一种营销噱头罢了。

# 装修后的恐惧

现在的住房，都时兴装修。大家都知道装修后，有室内污染，有人还得了白血病，等等，作为医生，我是深知其利害关系的。

20多年前，我购买了一套新房，由于是毛坯房，不装修完全不能住。因此，我决定做一个简单的装修，材料一定要选择绿色、环保和无害的材料。按照这个方针，我买的都是环保材料，装修完后，我还专门借了个伽马射线探测仪，在房间里照了个遍，均在正常的范围内。我还自鸣得意，我的房子应该是无污染的吧。

一天，我打开柜子门，发现有一股刺鼻的味道熏得我眼泪直流，职业的敏感让我意识到这可能是有害气体的味道，这些气体对人体是有害的，甚至可以致癌；过几天安装了地板后，我又发现干净的地板上躺着数十个蚊子的"遗体"，甚至还有几个死苍蝇，这让我倒吸了一口冷气，看来，我这个"环保"房间里并不环保，室内的有害物质还是不少的。

为了保证安全，我决定暂时不搬家，打开窗户，让房间充分"敞气"。3个月过后，家中的味道依旧，蚊子一直是我房间的"监控器"，仍然在不断"献身"，而我已经到了搬家的最后期限。8月中旬，我不得不搬了进去，为了避免污染，又在亲戚家打了1个月的"游击"，才勉强住了进去。当时，我的方针是，无论天气多冷，一定要开着门窗睡觉。

好在老天爷帮忙，气温比往年高，房间的门窗一直没有关，让空气能够充分流通。11月初，武汉的气温一天之内狂降了22℃，已经直逼0℃了，这时我才不得不第1次关闭了家中的窗户，但是室内的环境究竟如何？我的心里还是"惶"的。看来这种恐惧还要维持下去，我真后悔不该装修，花钱、费力，还要承受恐惧，真是不划算。

人们每天有80% ~ 90%的时间在室内度过，与室内污染物接触时间和机会更多，受其危害也更直接。但由于室内污染物多为低剂量，对人的危害常常是慢性的、不断积累的。因此，装修的危害不可小视。我们应该提倡花钱买健康，反对花钱买污染。

# 老年排便慎用力

一些老人在排便的时候出现了意外，导致了猝死的发生。为什么排便会导致死亡呢？

1.便秘是如何形成的？

要回答这个问题，我们首先看看老年人的排便问题，老年人由于胃肠功能的减退，食量和体力活动显少。胃肠道分泌消化液减少，肠管的张力和蠕动能力减弱，腹腔及盆底肌肉乏力，肛门括约肌功能减弱，胃-结肠反射减弱，直肠敏感性下降等原因，导致食物在肠道内停留过久，粪便中的水分被过度吸收，而引起便秘。此外，高龄老人常因老年性痴呆或精神抑郁症，而失去排便反射，引起便秘，表现为大便干结，几天甚至更长的时间不能排大便。同时，排便不畅的焦虑情绪，会影响大便的排出，形成了恶性循环。

2.便秘为什么会引发猝死？

便秘时，由于大便排出困难，就迫使老人用力屏气排便。当人体屏气后，血压会急剧升高，使身体产生一系列的变化，有可能会诱发多种疾病的发生。

（1）脑出血 用力屏气排便时，会使血压急剧升高，腹肌和膈肌强烈地收缩，使腹压增高，血压骤升，如果合并有高血压和脑动脉瘤，就可能发生血管的破裂，而引起脑出血。

（2）急性心肌梗死　冠状动脉有病变的老人，排便时突然用力或用力过猛，会导致血流速度增快，易将血管壁上的斑块冲进血流，从而堵塞血管，引起冠状动脉血流的急剧减少或中断，使相应的心肌出现严重而持久的急性缺血，最终导致心肌的缺血性坏死，而引发心肌梗死。

（3）主动脉夹层撕裂　大便用力后，突发胸痛和腹痛，这是因为患有主动脉夹层的患者，在血管压力增高后，会促进夹层的发展，加上便后快速起身，牵拉了主动脉，引起了主动脉夹层的撕裂，可迅速导致死亡。

（4）肺栓塞　老年人大便干结，排便时间长，有的甚至可达数小时，由于老年人的下肢血管内常有静脉血栓，长时间的蹲坐，再突然起身行走，极易引起下肢血栓脱落，血栓脱落后随静脉血回流至肺动脉，引起肺栓塞。这类患者多为便后起身，行走几步后突然倒地，如不及时抢救，可迅速导致死亡。

### 3.如何正确地排便呢？

正确的排便要尽量养成以下三个习惯。

① 每天排便1～2次；

② 排便时，用相对最小的力量、最短的时间，尽快完成排便，一次排便时间控制在5～10分钟；

③ 排便的时间应选择在早上，最好是起床后完成。

# 广场舞为何跳出肠扭转？

一些老年人晚饭后，喜欢在公园跳舞锻炼身体，但不正确的跳舞方法有可能会导致肠扭转。

### 1.什么是肠扭转？

我们知道，肠管的血液是由肠系膜的血管供应的，如果肠系膜发生扭转，就会导致肠管出现血供障碍，而导致肠管的坏死。

肠管扭转了多少才会发生肠扭转呢？教科书上并没有明确的规定，《钱礼腹部外科学》对肠扭转的定义是：一段肠袢以其系膜为长轴发生旋转，因而肠管有梗阻现象者为肠扭转。《外科学（第八版）》对肠扭转的定义是：一段肠管甚至全部小肠及其系膜沿系膜轴扭转360°～720°。应该说这两个定义各有其特点，但都不能满意地定义肠扭转。《钱礼腹部外科学》描述的是扭转的事实，应该是比较准确的，但是180°，常常不一定发生血液循环的障碍，他的定义是超过180°，就是肠扭转。有一次一位专家说：硬要给肠扭转一个定义，就是肠系膜扭转了181°，就是肠扭转了，当然这是一个理论上的数据。《外科学（第八版）》的定义是强调出现血液循环障碍，发生肠坏死，是一种严重的肠扭转。

在临床上，肠扭转以顺时针方向旋转多见，主要见于小肠扭转，而乙状结肠扭转则以逆时针方向旋转多见。我们主要是根据肠管扭转的程度来判断的，一般的肠扭转患者，肠管扭转程度轻者在360°以下，严重者可达2～3转。

**2.什么原因可以导致肠扭转？**

多种原因导致肠扭转的发生，其中肠管的解剖因素是引起肠扭转的主要原因，而生理或病理方面的因素是其诱发因素。肠袢发生扭转的原因有3个重要的因素。

（1）解剖因素　肠管和肠系膜像一把折叠扇一样，肠袢和其系膜的长度比系膜根部间的距离相对地过长，活动度比较大，即容易发生扭转。其原因可能是先天异常，也可能是由于炎性粘连引起的。

（2）重力作用　在上述解剖的基础上，如肠袢的重量增加，由于重力的作用容易诱发肠管的扭转，而且，扭转后由于肠管较重，也不易自行复位。导致肠管重量增加主要是进食和粪便。因此，在临床肠扭转多见于饱餐后、大便秘结，及肠腔内有蛔虫团、肠道肿瘤、先天性巨结肠等。

（3）外力的惯性作用　也是一个重要的原因，强烈的肠蠕动和体位的突然改变，如，身体突然旋转用力弯腰，也能促使肠扭转的发生。避免在饱餐后立即进行重体力劳动，尤其是需要身体前俯和旋转的劳动，以免增加肠管的旋转程度。

因此，肠扭转的发生与人体的解剖结构有关，也与饮食和外力的作用有关。吃完饭后就去跳舞，饱餐后加上长时间的跳舞，可能扭曲身体，是导致发生肠扭转的原因。

### 3.肠扭转多见于哪些肠管?

肠扭转多发生在比较游离的肠管，在人体的肠管中，结肠围绕在腹部的四周，多数是比较固定的，很难发生肠扭转，只有乙状结肠比较游离，有可能发生扭转。

但更多的扭转是发生在小肠，我们知道，小肠有5米左右，可分为十二指肠、空肠、回肠，其中空肠、回肠是肠扭转的好发部位，这些肠管集聚在腹腔的中央，肠管多是迂曲在一起，如果加上饱食和运动，就可能发生肠扭转。

### 4.肠扭转有哪些表现?

肠扭转具有腹痛、腹胀、呕吐和肛门停止排气排便等肠梗阻症状，其发病急骤，疼痛剧烈，患者常出现辗转不安，早期可出现休克。其症状因小肠或乙状结肠扭转略有差异。

（1）小肠扭转　急性小肠扭转可发生在任何年龄，多见于青壮年，发生在儿童多为先天性畸形所致。常有饱食后剧烈活动等诱发因素，表现为突然发作的剧烈腹部绞痛，多在脐周或下腹部，常为持续性疼痛阵发性加重；腹痛常牵涉腰背部，患者往往不敢平仰卧，多呈胸膝位或蜷曲侧卧位；呕吐频繁，腹胀不明显，或者某一部位特别明显，可以没有高亢的肠鸣音。腹部体检可扪及压痛的扩张肠袢。病程晚期，易发生休克。腹部X线检查有绞窄性肠梗阻的表现，另外，还可见空肠和回肠换位，或排列成多种形态的小跨度蜷曲肠袢等特有的征象。

（2）乙状结肠扭转　乙状结肠扭转多见于乙状结肠冗长，老年男性，常有便秘习惯，或以往有多次腹痛发作经排气、排便后缓解的病史。临床表现除腹部绞痛外，有明显腹胀，而呕吐一般不明显。如作低压灌肠，往往灌入不足500毫升便不能再灌。钡剂灌肠X线检查见扭转部位钡剂受阻，钡影尖端呈"鸟嘴"形改变。

### 5.得了肠扭转怎么办?

如果出现上述表现,就要考虑为肠扭转的发生了,应该及时到医院就诊,一旦诊断为肠扭转,除乙状结肠扭转的患者可以试行纤维结肠镜复位外,其他的肠扭转都应该尽快进行手术治疗,及时复位,避免肠管发生坏死。如果肠管发生坏死,应该行肠切除术。

### 6.如何预防肠扭转的发生?

根据肠扭转的发生机制,我们可以得出预防措施,主要是饱食后半个小时,不要做剧烈的运动和重体力劳动,如果必须劳动者,应该尽量避免做需要身体前俯和旋转的劳动,对预防肠扭转有一定的作用。

由此看来,餐后避免剧烈运动是避免发生肠扭转的主要方法。

# 奇怪的面部浮肿

在门诊,一位68岁的妇女诉面部浮肿四天,服用抗过敏药没有效果,医生怀疑她的肾脏有问题,给她做了一些化验检查。由于患者面部的皮肤绷得较紧,引起了她的恐慌而再次就诊。

我检查了患者,面部是有一些浮肿,但并不是很厉害,左侧比右侧稍重一点。我认真询问了病史,患者没有特殊的饮食史,没有过敏史,而且自己服用抗过敏药无效,我注意到患者发病的头一天晚上在外面步行了半个小时,尽管她平时也是这样锻炼,但这一天正好当地下大雪。是不是寒冷所致?

再次询问了她的表现,她告诉我,脸部的肿胀怕热,一热就痒,就想用手抓,她害怕抓破了皮肤,就只敢用手轻轻打脸,但是外出遇到冷空气就非常舒服,昨天用雪搓脸更是舒服。

说到这里,我终于明白了这位妇女的病:冻疮。我跟患者做了解释,告知了如何处理,给她讲述了冻疮是怎样形成的。

冻疮是冬季的一种常见疾病,是因为天气寒冷引起的局限性炎症损害,当环境温度低于10℃时，人体的皮肤就可受到低温的伤害，暴露部位的皮下小动脉遇冷后发生收缩，静脉回流不畅，发生局部的血液循环障碍，从而导致冻疮的发生。这位患者就是在寒冷的环境下锻炼后引起冻疮的。冻疮发生常见的部位是手、足、鼻、耳和面颊等暴露部位。

冻疮表现为患处皮肤苍白、发红、水肿、发痒、热痛，有肿胀感，严重的可出现皮肤的坏死、溃烂和流脓。

冻疮的治疗方法有许多，但实际上治疗的效果并不好，只有等到天气变暖后，冻疮才可以自行痊愈。因此，轻症患者可以轻轻按摩患处，促进血液循环，以期改善症状，同时避免在寒冷的环境内活动，避免皮肤继续受到伤害，那种用雪揉搓病变处皮肤的方法，只能加重损害，是不可取的。对于已经溃烂的创面，则应该换药治疗。

避免在寒冷的天气里长时间在户外活动，活动时加强保暖，提倡冷水洗手和洗脸，增强对寒冷的抵抗能力；保持手足的干燥。同时，平时可以对手、脚进行按摩，用双手搓脸，促进血液的循环，减少发生冻疮的可能性。

听完我的讲解，得知暂时不需要特殊处理，这位妇女不再紧张了，高兴地离开了。离开前，我嘱咐患者，如果有什么不适，随时到医院就诊。

# 过节如何防节日病？

过年时，亲朋好友相聚本是一件高兴事儿，可人们在过节时过度欢聚、暴饮暴食等一些不良的生活习惯，往往容易打破常规的生活节奏，而引发一些"节日病"。

其实，在医学上并没有"节日病"这个名称，它不是某一种疾病的名称，而是节日期间多发病的统称。它包括由于气温、环境、思想情绪、饮食规律、生活起居等各方面均与平时不同，使身体不能适应而出现了一系列的异常反应。那么，过节如何防疾病呢？

"节日病"分疾病本身的病因和引起突然发作的诱因两种。对于患有慢性心脑血管疾病的中老年人，如高血压、冠心病、脑血栓、心肌梗死等，由于过度劳累、睡眠不足、情绪激动、多量饮酒等因素的影响，均可以引起原有疾病的发作。而饮食不节，如酗酒、暴饮暴食、不注意饮食卫生，则可引起急性胃肠炎、食物中毒、急性胃扩张、急性胰腺炎、胃穿孔等。我们将节日常见的"节日病"介绍如下。

### 1.脑血管疾病

脑血管疾病大多数为中老年人。这些老人多有高血压病史且在节日期间生活没有规律，加上情绪发生较大的波动，如儿孙回家、全家团聚，有的老人见到久违的儿女们过于激动，或为迎接儿女回家，老年人在做家务中过度操劳，或进行棋牌游戏时情绪波动而引发脑血管疾病。其发病症状为晕厥、头疼加剧、流口水，有时半边脸发麻。

急救：可解开患者衣领，立刻服药。同时不要盲目移动患者，不能让患者头位过高，最好平卧，头偏向一侧，用冰袋或冷水毛巾敷在患者额头上，以减少患者出血和降低颅内压，并立即送往医院。转运时应用担架将患者抬出，尽量不让患者行走。

### 2.心脏病

常因过度兴奋、激动，而刺激交感神经末梢和肾上腺髓质的分泌，导致血压升高，心率加快，心肌耗氧量增加，容易诱发心律失常、心绞痛和心肌梗死，甚至造成猝死。特别要注意的是，平时可能没有心脏病史的人也可能因兴奋而突发心脏病，有人可能会突然晕倒，并可出现血压偏低，嘴唇发紫。

急救：先不要轻易搬动患者，也不要摇晃患者，如果有心脏病史要马上服药，马上叫急救车。冠心病患者如出现心绞痛，要绝对卧床休息，保持环境安静，减少心肌的耗氧量，同时，舌下含服硝酸甘油等扩张血管的药。

心脏病发病时间快，抢救要争分夺秒。在等待的过程里，如果有人懂得心肺复苏知识，对心跳停止的患者，可做心外按压，按压深度5～6厘米，按压频率100～120次/分。

### 3.急性胰腺炎

饮食无度，也就是我们常说的暴饮暴食，或者是大量酗酒，会刺激胃肠黏膜，引起胰腺水肿，发生急性胰腺炎。因此，暴饮暴食是引起急性胰腺炎的主要诱因。此外，有胆结石的人更容易发生胰腺炎，因为胆囊结石尤其是多发性的小胆结石，很容易在暴饮暴食时，导致胆囊的剧烈收缩，而将结石从胆囊内"挤"入胆总管内，如果卡在胰管和胆管的"共同通道"处，就可能会造成急性胰腺炎。

胰腺炎并不是在餐桌上即刻发生，常常是在酒宴过后当晚或第二天才发生，患者表现为上腹部疼痛，有钝疼、钻痛、刀割样疼或剧痛，并向左腰背部放射，有恶心、呕吐现象，胃里有强烈烧灼感。

急救：急性胰腺炎发作时，为抑制胰液的分泌，应该完全禁食，以避免食物和酸性胃液到达十二指肠内，引起对胰腺的刺激，造成胰腺持续破坏。由于急性胰腺炎的病情凶险，这是一种危及生命的严重疾病，应该引起我们的高度重视。因此，在聚餐后发生剧烈腹痛应及时到医院治疗。

### 4. 酒精中毒

亲朋好友相聚，少不了推杯换盏，但如果饮酒过多会引起酒精中毒。

急性酒精中毒的表现除了有恶心、呕吐外，神经兴奋期患者表现出话多且言语不清、动作笨拙。中毒者进入昏睡期，一般表现为颜面苍白、口唇微紫、皮肤湿冷、体温下降、瞳孔散大、脉搏快、呼吸缓慢有鼾声，这时需积极救治。

处理：亲友可以相互提醒，慢慢饮酒，不要空腹饮酒，同时，可以喝浓茶解酒。如果因饮酒过量，导致狂躁症状，千万不能使用镇静剂，也不要用手指刺激咽部来催吐，因为这样会使腹内压增高，导致十二指肠内容物逆流，从而引起急性胰腺炎。

### 5. 气管异物

节日期间孩子吃花生、瓜子之类零食的机会多，尤其在跳、跑、嬉笑时，吃这类零食更容易呛入气管，堵塞气道。

处理：孩子一旦发生异物呛入气管，堵塞气道，家长应保持镇静，让孩子不要哭闹，以免加重症状。然后把孩子头朝下横抱，让上身低于臀部，再在背部用力拍击，帮助孩子把异物咳出。如这样拍击背部，气道里的异物仍

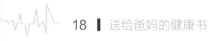

不能吐出，应速将孩子送往医院。

如果被鱼刺、鸡骨卡住食管或喉管时，不要用馒头硬咽，也不要用手抠，"咽"和"抠"都会造成骨头、鱼刺刺向更深处，甚至刺破食道。异物卡住食道后，要立即停止进食，异物卡在显眼处，可以用筷子或镊子取出。对于不易取出的异物应及时到医院请专业医生处理。

### 6.糖尿病

节日期间，高脂肪食物吃得较多，糖尿病患者血糖很容易升高。一些患者没按时服药或漏服，就会出现恶心、呕吐等症状。糖尿病也与季节关系密切。寒意会刺激交感神经，体内儿茶酚胺类物质分泌增加，易使血糖升高。春节期间是冬春交替之时，气温变化甚大，如果骤然变冷，糖尿病患者会不适应天气的变化。

处理：控制进食和饮酒量。千万不要因节日期间饮食无度、饮酒增加而擅自改变药物的服用量，药量不当很容易引起低血糖。如果因漏服，出现了恶心、呕吐症状，要及时到医院诊治。

糖尿病患者在节日里一定要严格控制饮食、避免劳累等，这样才不会使血糖升高，病情加重，糖尿病患者要从以下几个方面做好自我保健。

第一，要注意饮食。控制好饮食对糖尿病患者至关重要。节日期间糖尿病患者千万不要贪吃，要按照平时的生活规律，一日三餐定时定量，少吃油腻煎炸的食物，适量吃一些鸡、鱼及瘦肉，多吃蔬菜，含糖多的甜食和水果尽量少吃或不吃；尽量避免饮酒；赴宴时，要做到心中有数，不要吃过量。

第二，对用口服降糖药物治疗的糖尿病患者，要按时用药，不可间隔或随意减量，外出也要把药物带上按时服用。

第三，要保持良好的生活习惯。尽量避免熬夜，保持充足的睡眠，保持良好的心情，生活要有规律，不要因为过节而打乱正常的生活规律。

### 7.胆囊结石

胆囊结石的发生大多与高蛋白的饮食有关。如，胆囊结石的患者过多吃大鱼大肉，可诱发胆绞痛，表现为腹部剧烈的疼痛、恶心、呕吐，甚至出现皮肤、眼白发黄和发热等急性胆囊炎的表现。

处理：节日期间饮食一定要有节制。要定时进餐，不能忽视早餐，每餐不宜过饱；多吃蔬食和瓜果；少吃精细粮食，少吃高脂肪食物；少饮酒，少食辛辣食物。一旦出现如腹痛、高热、寒战，神志淡漠或烦躁不安、呼吸急促者，即刻送到医院救治。

### 8.胃病

节日期间，饮食紊乱，或暴饮暴食，或进食时间不规律，都可导致胃病。另外，由于寒冷刺激人的神经系统致兴奋性增高，支配内脏的自主神经处于紧张状态，在副交感神经的反射作用下，致使胃肠调节功能发生紊乱，胃酸分泌增多，进而刺激胃黏膜或溃疡面，使胃产生痉挛性收缩，造成胃自身缺血、缺氧，从而引起胃病复发，严重的可引发胃穿孔。

处理：要注意胃的保暖和饮食调养，日常膳食应以温软淡素易消化为宜，做到少食多餐，定时定量，忌食生冷，戒烟戒酒。对于出现剧烈腹痛的人应该及时到医院就诊。

### 9.呼吸道疾病

春节期间天气较冷，但人们出门的机会比平常大增，因此，最容易发生上呼吸道感染，一些慢性支气管炎和肺气肿、哮喘的患者可能会发病。

防御措施：长假期间也别忘了锻炼身体，以增强抵抗力。多补充维生素C。哮喘患者要常备药品以便急需。

### 10.外伤

节日里的外伤主要分为两大类，一是鞭炮伤，节日炸鞭炮虽可增加节日的气氛，但也增加了意外伤害的隐患；二是做菜的时候手指的切割伤。

处理：如果炸伤眼睛，不要去揉擦和乱冲洗；如手部或足部被鞭炮等炸伤，应迅速用双手为其卡住出血部位的上方，用创可贴或相对干净的布类覆于伤口，急送医院清创处理。如伤口大且出血不止，应先止住流血，然后立刻送往医院。具体止血方法是：捏住手指根部两侧，并且高举过心脏，有条

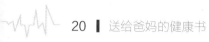 

件的使用橡皮止血带效果会更加好，但注意每隔20～30分钟应将止血带放松几分钟，以免发生手指的缺血坏死。

# 睡前洗澡好不好？

洗澡是每个人个人卫生的"必备佳品"，如果长时间不洗澡，不仅自己不舒服，还会因为身上的异味，影响与他人的交流。

大家都有这样的体验，如果我们在炎热的天气里不洗澡，就会感到浑身难受；如果我们在劳动或运动后，洗上一个热水澡，定会感到舒适无比。最近，网上传言，洗热水澡可能会害你失眠。睡前洗澡，这是现在年轻人的常态。那么，这样的观点正确吗？怎样洗澡才科学呢？

### 1.睡前慢节奏的活动有利于入睡

要回答这个问题，首先我们看看睡觉前，人应该是什么样的状态？我们知道，睡眠是人体"充电"的时候，这时是人体各项机能最低的时候。那么，在睡觉前，我们应该注意调低人体的各项机能，做一些舒缓的、休闲的事情，如，调暗房间的光线，放点轻音乐，营造一个睡眠的气氛，对于入睡困难的人，还会看点书报，在阅读中进入梦乡……

如果我们在睡觉前，经历了兴奋、恐惧、悲伤等情绪的波动，很可能就会出现入睡困难了，因而，民间常有"兴奋得睡不着"的说法。

### 2.睡前洗澡是否危害健康？

同样的道理，入睡前洗澡，热水可以促进血液循环，达到缓解疲劳的目的，同时，热水让体表的温度增高，心率加快，也会抑制大脑松果体中褪黑素的分泌，从而降低睡眠质量，甚至出现入睡困难。必须要等人体的温度下降后才可能入睡。

洗澡后，尽管皮肤上的水已经被毛巾擦干，但皮肤仍然含有一定的水分，是潮湿的，毛孔是开放的，如果这时入睡，皮肤的水分就会盖在被子里，渗入皮肤内，长期如此就会给人体造成不良的影响。因此，我们认为，睡前洗澡是有害健康的。

### 3.什么时候洗澡最合适?

应该说,这是一个很难回答的问题,每个人有着不同的生活习惯,不同的工作性质,不同的作息时间,因而,洗澡的时间也会有不同,不能一概而论。一般认为,早上和晚上是洗澡比较合适的时间。早上起床洗澡,可以让大脑兴奋,有利于一天的工作;晚上洗澡最好在睡前2小时进行,这样可以让人体洗澡后的体温和心率降下来,身体的水分也得到充分地蒸发,让潮湿的头发也有时间充分地干燥,这样是比较容易入睡的,也是比较健康的入睡方式。如果只能在睡前洗澡,可以在洗澡后用湿毛巾在额头上冷敷5分钟,以降低头部的温度,减少松果体对褪黑素分泌的抑制作用,同时,洗澡时应戴上浴帽,避免头发打湿。

### 4.哪些时候不适合洗澡?

除了上面谈到的睡前不适合洗澡外,还有以下情况也不适合洗澡。

(1)酒后不宜洗澡　酒后的人体血管扩张,心率加快。如果酒后洗澡,洗澡的热水可增加皮肤的温度,促进血液循环,增加了血管扩张和心跳加快的程度,使机体难以适应,而可能引起心脏病或脑血管意外的发生。如果醉酒者洗澡,有可能发生外伤,常见的是头部和腰部,严重的可危及生命。对有心脑血管病的老人,酒后洗澡有可能诱发脑血管意外。

(2)饱餐后不宜洗澡　我们知道,饱餐后人体供应内脏的血液增多,以满足人体消化食物的需要。如果饱餐后马上洗澡,体表的毛细血管遇热水后扩张,迫使人体的血液转移到体表,在这场皮肤与内脏血液"争夺战"中,皮肤无疑会赢得胜利。洗澡水温度越高,血液流向皮肤就越多,而内脏的血液供应则会相应减少,这样就会影响胃对食物的消化,影响人体的消化吸收。

(3)空腹时不宜洗澡　人在空腹时,体内的血糖水平是比较低的。人体在洗澡时,皮肤组织的血流增加,组织的耗氧、耗能增加,对糖的需要量也增加。因此,人体在空腹时,是无法保证洗澡所需热量的。如果此时坚持洗澡,就可能出现头昏、眼花、心慌、出冷汗等低血糖的表现,甚至出现摔倒而发生意外。

我们认为，正确的洗澡方式应该在进食1个小时后进行比较合适。如果为了赶时间，而必须空腹洗澡的时候，可以在洗澡前先吃点饼干或者口腔内含点糖，以补充能量，防止低血糖的发生。

（4）发烧时不宜洗澡　人体发热的时候，身体的能耗是增加的，有资料显示，体温每增高1℃，基础代谢率增加10％左右，加上发热患者的身体较虚，此时洗澡容易发生意外。

对于这类患者，可以在床上用温水擦浴，这一方法既可以清洁皮肤，又可以降温，还可以避免意外的发生。

综上所述，洗澡人人都会洗，但如何科学地洗澡，还真是一门学问。但愿大家看完本文后，能够掌握科学的洗澡方法，让它永远为我们的健康保驾护航。

## 洗澡先洗头会导致脑出血？

最近，网上一则消息引发了人们的恐慌："人的血管非常薄弱，遇上高温就会'热胀'，一不小心就会爆裂。冬天洗头时一碰热水，血液一下子就集聚到头部，这时如果马上洗头，可能会导致头部血液流通不畅，长期如此，可能诱发脑血管疾病甚至导致脑出血，日本每年1.4万人因此致死。"

看到这样的消息，着实让我吓了一跳，原来洗澡还这么有学问，看来我这30多年的医生是白当了。但认真一看才发现，这又是一个漏洞百出的消息。

首先，人体的血管并不薄弱。尽管人体的血管不是坚不可摧的，也并不是遇热就会爆裂的。人体的血管壁是有三层组织构成的，有扩张性和弹性，是可以承受一定的压力的。尽管老年人会出现动脉硬化，血管的弹性减弱，但也绝对不会遇热就会爆裂的。

其次，人体洗澡不会用高温。人体的组织也是遵循自然界"热胀冷缩"

的规律，遇到热水是会出现血管的扩张，但我们人体的正常体温是37℃，而我们洗澡的温度一般是40℃左右，到45℃以上就可能发生烫伤，那么，40℃左右的温度只是比人体的温度高3℃左右，加上热量传导到体内，还会发生一些能量的丢失，实际上温度增加的并不多，那种遇上高温就会"热胀"，一不小心就会爆裂的说法是不靠谱的。

再者，血流不畅并不是脑出血的直接原因。脑出血是因为血管壁的压力增高，和血流速度增快，导致血管壁的破裂，而引起出血。血流不通畅，尽管也可能增加血管的压力，但主要还是引起血栓性疾病。

最后，脑出血的发生是一个突发的过程。这则消息说："长期如此，可能诱发脑血管疾病甚至导致脑出血。"这本身就说明洗头与脑出血没有直接关系。

### 1.什么是脑出血呢?

脑出血，又称为脑溢血，是脑卒中的一种。脑出血的发生是因为血流速度过快，血管壁的压力增高，突破了血管的承受能力，而导致的血管溃破，血液流入颅内。我们知道，人体的头颅是一个几乎封闭的骨性结构，一旦有出血，就可以压迫脑组织，迅速出现颅内高压的表现。

人的基本生命中枢位于延髓，位于大脑的最下部，与脊髓相连，上接脑干;其主要功能为控制基本生命活动，如，控制呼吸、心跳、消化等。延髓向下经枕骨大孔联结脊髓。而枕骨大孔是颅内与脊髓相连的通道，当颅内压力增高到一定程度后，就会将延髓"挤向"枕骨大孔，而引起脑疝的发生。

### 2.引起脑出血的原因是什么?

引起脑出血的根本原因是血压增高，脑血管承受不住压力而发生破裂。但引起血压增高的原因有很多，除高血压病外，高血压合并小动脉硬化，微动脉瘤或者微血管瘤，其他包括脑血管畸形、脑膜动静脉畸形、淀粉样脑血管病、囊性血管瘤、颅内静脉血栓形成、特异性动脉炎、真菌性动脉炎、烟雾病和动脉解剖变异、血管炎、瘤卒中等，都是发生脑出血的原因。此外，使用抗凝治疗、抗血小板聚集或溶栓治疗、嗜血杆菌感染，以及白血病、血栓性血小板减少症等血液疾病，还有颅内肿瘤、酒精中毒及使用交感神经兴奋药物等，均可引起脑出血。

除了疾病的原因外，不良的生活方式与脑出血的发生也有着密切关系。

（1）用力过猛、情绪激动　老年人如果有胃肠道功能紊乱、前列腺增生，出现便秘或排尿困难，解大小便时过度用力；或者发脾气等，可引起血压骤然增高，而导致脑出血的发生。

（2）寒冷的天气　在寒冷的天气里，人体的交感神经和副交感神经功能失调，可使毛细血管收缩，血压升高，小动脉发生痉挛，血液的黏滞度增高，从而诱发脑出血。

（3）过度劳累　过度劳累看似与脑出血没有直接的关系，但研究证实，劳累是脑出血最常见的诱因，主要是与现代人生活节奏加快、生活无规律、工作压力大、情绪波动大有关，尽管不是直接诱发脑出血，但这种累积的效应，已经引起了人们的注意，这就可以解释为什么中青年人脑出血的发病人数增加了。

（4）不良嗜好　吸烟、酗酒、饮食过咸、体重过重等不良的生活习惯，已经成为高血压的重要原因，也成为脑出血的潜在诱发因素。

应该说，一些疾病的发生，我们目前还无法避免，但是我们是可以预防和控制这些疾病的进程的。世界卫生组织认为，在人类疾病中，有60%的是因为不良的生活方式引起的。因此，改变不良的生活方式对于预防脑出血是有着积极作用的。

### 3.先洗头会诱发脑出血？

应该说洗澡确实有可能会引起脑出血，其原因是因为洗澡时，若水温过高，时间过长，可以引起体温升高、心率加快，导致血压的增高，如果遇到有高血压等疾病的患者，就可能诱发脑出血。因此，洗澡引起脑出血并不是血管的"热胀"引起的。

至于是先洗头，还是先洗身体，我们认为，对于健康没有多大的影响。我们知道，人体的体温是37℃，而我们洗澡的温度一般是39～40℃为最合适的温度，过高的温度将会对人体带来不适，甚至造成损伤。

那么，比人体温度高2～3℃，一般是不会对人体造成很大影响的。如果这样的温度会导致脑出血，那么，临床上经常可见到患者发热39℃以上的，不是也会发生脑出血吗？为什么临床上没有因为高热而引起脑出血的报道呢？

我们认为，洗澡时先洗头和后洗头，与脑出血的发生没有明显关系，那种机械、教条式的科普可以休矣。但是洗澡水的温度和洗澡的时间与健康密切相关。

我们建议，洗澡的水温控制在40℃左右，洗澡的时间控制在10～15分钟，避免酗酒后洗澡等，都是预防洗澡发生意外的有效方法，对于老年人，尤其患有心脑血管疾病的，更应注意。

# 深秋初冬要防冻

今年初冬，施婆婆在不到10天时间里，两次寒战、高热住院，这是她这辈子从没有遇到的事情，是什么原因让她患病的呢？

深秋的天气突然翻脸了，气温从27℃、28℃骤降至10℃左右。气温的骤降，使得很多人容易感冒。76岁的施婆婆半夜突发剧烈寒战、呕吐，勉强支撑到天亮，才到医院看病，医生做了细致的检查，无法解释寒战和呕吐的原因，由于患者一直没有发烧，一直没有找到明确的原因，到了下午患者才开始出现发热，最高达到39.8℃，医生诊断为胃肠型感冒，经过3天的治疗，患者痊愈出院了。几天后，她再次出现寒战和发热，又到医院就诊，人们开始怀疑是否是上次治疗不彻底引起的，细心的医生认真询问了施婆婆，施婆婆说出了一个细节引起了医生的注意。在发病的头一天，她早上在公园锻炼的时候，和另外一个婆婆一起坐在树下缠了一个小时的毛线，最后是冷得受不了了才回家，显然她的这次发病是与长时间待在寒冷的室外有关的。

在秋冬寒冷季节，老年人应注意：

（1）及时增减衣服　随着年龄的增大，人体的抵抗力开始下降，环境的适应能力也逐渐下降。加上早晚温差增大，老年人应根据天气和气温的变化，及时增减衣服，不要到了寒时再加衣，也不要到了热时再脱衣。只有及时增减衣服，才能抵御疾病的侵害。

（2）选择合适的运动时间　天气逐渐变冷后，寒冷刺激了人体的交感神经，体内儿茶酚胺类物质分泌量增加，导致血压升高，引起冠状动脉痉挛，同时血小板聚集形成血栓，造成心脑血管病的发作。老年人的调节功能降低，因此，秋冬季是心脑血管疾病的高发季节。老年人应该避免在寒冷的早上到户外运动；即使在户外运动时，也应穿上保暖性能好的、柔软的外衣，同时，还应该戴上围巾、手套和帽子。对有高血压病的老人应定期测量血压，正确服用降压药物。

（3）避免在树荫下久留　初冬的天气是在阳光下面晒着热，在树荫底下马上凉。老人在阳光下运动后，待在没有阳光的树荫下，加剧了温差变化，是很容易受凉的。

因此，深秋初冬，老人勤加衣，重防护；测血压，重预防；按时吃药不能忘，避免久在树下留。只要大家做到了这几点，就可以减少疾病对健康的影响。

# 吃鸡蛋会导致动脉粥样硬化吗？

现在随着人们生活水平的提高，各种"富贵病"都不请自来了。面对心脑血管疾病的大幅增加和年轻化，人们开始关注自己的饮食了。

关于老年人能不能吃鸡蛋的争论已经持续很长时间了。许多老人因为怕得病，而不吃鸡蛋，或者吃鸡蛋不吃蛋黄。理由是，鸡蛋的胆固醇含量高，吃鸡蛋会引起胆固醇增高，会导致动脉粥样硬化，引起心脑血管疾病。真相是什么呢？

中国和美国的医学专家曾对60～80岁的老人进行观察，让老人每天吃两个鸡蛋，3个月后检查其血清胆固醇和血脂，结果发现，老人的血清胆固醇和血脂均未见明显增高，这是怎么一回事呢？

### 1. 内源性胆固醇占多数

人体血液中的胆固醇，大多数是肝脏自己合成的，饮食中摄入的胆固醇只占10% ~ 20%。而且，人体的调节能力也很强，可以根据胆固醇的摄入量，来调节肝脏的胆固醇合成量，这样就能让细胞内的胆固醇水平保持平衡。换句话说，食物中摄入的胆固醇多了，肝脏合成的胆固醇就会减少。因此，通过食物摄入身体的胆固醇，对血清胆固醇的影响是不大的，这就可以解释为什么吃鸡蛋后，胆固醇并不增高的原因了。

**2.胆固醇也有好坏之分**

在普通百姓看来，胆固醇是"十恶不赦的恶魔"，其实，胆固醇不是对人体都是有害的，它们也是有好坏之分的。高密度脂蛋白胆固醇是好的胆固醇，而低密度脂蛋白胆固醇则是坏的胆固醇。

好的胆固醇大多都在鱼类、植物油和坚果里，它们不仅不会堵塞血管，还可以有效地清理血管壁上的脏东西，起到血管"清道夫"的作用。好胆固醇的增多，有助于防止动脉粥样硬化的发生。

而坏胆固醇会卡在血管壁上，而诱发血管局部发炎，慢慢堵塞血管，导致心、脑血管的梗塞，低密度脂蛋白胆固醇还可能与其他物质一起在血管壁上形成脂斑，这种坚硬厚实的沉积物可能使动脉血管变窄，柔韧性降低，形成动脉粥样硬化，最后导致心脏病发作或卒中。这些坏胆固醇的增多，无疑会加重了血管的病变。

尽管这一过程比较缓慢，需要几十年的日积月累，才会使动脉变得狭窄，血流量减少，但一旦不稳定的斑块破裂、脱落，就会造成动脉栓塞，导致卒中、冠心病和心肌梗死的发生，甚至可能在短期内危及生命。

科学家认为，对胆固醇正常的老年人而言，每日吃2个鸡蛋，100毫升血液内的胆固醇最多增加2毫克，这个微乎其微的量不可能造成动脉粥样硬化的。因此，我们认为，吃鸡蛋不会增加血清中的胆固醇，与动脉粥样硬化的发生也没有直接的关系。相反，不吃鸡蛋却失去了一种良好的营养来源，是不划算的。

那么，只吃蛋白，不吃蛋黄，是不是有利健康呢？美国科学家观察了两组正常饮食条件下的高胆固醇血症患者，其中一组每天吃一个蛋黄，另一组只吃一个鸡蛋的蛋白，不吃蛋黄。结果发现，吃蛋黄的人，血液中胆固醇水平不但没有升高，还略微下降。

至于坏胆固醇的形成，大部分是不良生活习惯产生的，如，抽烟会加重体内的氧化应激反应，引导更多的坏胆固醇形成；高碳水化合物饮食，不仅会让巨噬细胞更容易泡沫化，多余的糖还会在体内转化成三酰甘油，也会引导坏胆固醇的产生。

综上所述，吃鸡蛋与动脉粥样硬化没有直接关系。我们认为，老年人每天吃1个鸡蛋是安全的。

# 日本人为何胃癌高发？

众所周知，日本是世界上最长寿的国家之一，同时也是胃癌发病率和死亡率最高的国家，每年有5万人死于胃癌，占日本癌症死亡人数的1/4。人们不禁要问，为什么日本人的胃癌发病率那么高呢？

### 1.喜欢吃腌制、熏制食物

大量的流行病学调查证实，日本人喜欢吃腌制、熏制类食品。我们知道，腌制的食物中含有大量的亚硝酸盐，而亚硝酸盐是一种较强的致癌物质。在熏制的食物中也含有多种致癌物质，如3,4-苯并芘就是一种极强的致癌物质。长期食用这些食品，就会增大得胃癌的机会。

### 2.盐的摄入量过多

20世纪90年代，日本针对4万人的一项10年研究发现，摄取盐分较多的人，胃癌发病率比摄取量少的人高1倍，提示过多的食盐可增加胃癌的发病率。盐分摄取过多，会损坏胃黏膜屏障，增加对致癌物质的易感性，导致胃癌的发生。近年来，日本的胃癌有所下降，可能与日本饮食的西化，减少了盐的摄入有关。日本人以前每天平均摄入盐为17克以上，现在为12～13克，但与每日食盐摄入6克以下的目标还差得很远。另外，日本人移居美国后，胃癌的发病率开始减少，也说明了饮食习惯的改变，是可以影响胃癌发生的。

### 3.新鲜水果和蔬菜缺乏

日本国民新鲜水果和蔬菜缺乏，人们摄入的维生素C较少。科学研究证实，维生素C能阻断致癌性亚硝基化合物的合成，从而达到预防癌症的目的。日本盛产柑橘的静冈县的胃癌发病率较其他地区低，其原因可能与居民从柑橘中获得了大量维生素C有关。

### 4.饮食不规律

日本医学专家的研究发现，38.4%的胃癌患者进晚餐的时间没有规律。这是因为我们的胃黏膜上皮一般2～3天时间就要再生1次，这一修复的时间一般是在夜间胃内没有食物的时候进行。如果我们经常吃夜宵，或不规律进餐，使得胃肠道不能得到休息，胃的黏膜也不能得到修复和再生，时间长了，就会导致胃黏膜的糜烂、溃疡，如果得不到及时的治疗，就可能导致胃癌的发生。

因此，日本人胃癌的高发就是由于不良的生活习惯引起的，只要我们纠正不良的生活方式，是可以减少胃癌发生的。看来，注重生活习惯，是可以防癌的。

## 警惕熬夜危害我们的健康

俗话说：前三十年睡不醒，后三十年睡不着。当我们步入老年的时候，常常是晚上睡不着，有的甚至养成了熬夜的习惯。科学研究发现，长期的熬夜，对于健康是不利的，具体表现在以下几方面。

### 1.肥胖

一项跟踪500人13年的调查显示，每天睡眠时间少于6小时，身体体重指数（BMI）增高的可能性是其他人的7.5倍，提示睡眠越少，肥胖的可能性越大。

### 2.糖尿病风险增加

有研究证实,每天睡6小时的中老年人,患糖尿病的可能性是每天睡7～8小时人的1.7倍,而睡5小时以下者则增高到2.5倍。由此可见,睡眠的缺乏可能引起糖尿病。

### 3.心血管疾病风险增加

有研究发现,熬夜者人体内各种激素的分泌量比一般人高5%左右,这些激素能使人们维持正常的活动,但也会引起血管收缩,导致血压上升、血液流动变慢,从而形成血栓;如果长期熬夜,会引起心脏病和卒中等疾病。有研究对正常的中年人进行的10年监测,发现每天睡眠在5个小时以内的人,10年内发生冠心病的风险增加了45%。

### 4.疾病的发病率和死亡率增加

日本医学家研究认为,熬夜者比正常人更易患癌症,熬夜者的胰腺癌发病率高出不熬夜者的3倍以上。澳大利亚科学家认为,夜间是体内细胞裂变的高峰期,如果睡眠不好,机体就很难控制住细胞的裂变,而导致细胞癌变。对已患有各种可能导致死亡的疾病者来说,睡眠时间不足会增加死亡率。

### 5.神经系统的影响

睡眠不足会降低人的注意力、警觉性、认知功能,而造成抑郁和焦虑,同样也会影响学习和导致记忆力下降。

### 6.免疫力下降

我们都有过熬夜的经历,熬夜可以使正常的生理周期被打乱,人体正常的免疫"应答"受到破坏,导致人体的抵抗力下降。熬夜后最常见的表现就是疲劳、精神不好,导致人体的抵抗力下降,甚至出现感冒、胃肠炎等疾病。

### 7.记忆力减退

熬夜的人都有这样的体会,熬夜后会出现精神差、头昏脑涨、头痛、注意力不集中、反应迟钝、健忘，甚至出现记忆力减退、神经衰弱、失眠等。这是因为人的交感神经是白天兴奋，夜间休息，这样我们才能完成一天的工作；而熬夜者则是夜间交感神经兴奋，这样的反向兴奋就导致熬夜后的第二天白天出现了上述表现。

### 8.皮肤受损

晚上10点到次日凌晨2点是皮肤的保养期，如果长时间熬夜，会影响内分泌代谢，造成皮肤水分流失，而出现皱纹、皮肤暗淡、黑眼圈加重等问题。

### 9.引起心理问题

从心理学的角度看，熬夜还会造成心理疲乏，使情绪发生不良改变，引起焦虑、忧郁、急躁等。

### 10.影响人体激素的分泌

人体的生长激素只有在进入睡眠状态后才会分泌，如果睡眠不足是会影响青少年生长发育的。褪黑素的分泌也是在睡眠的时候分泌的，具有抗衰老的作用。

因此，熬夜是一种不良的生活方式，每次熬夜，对人体免疫系统都是一次打击。我们认为，应该减少不必要的熬夜，对于老年人而言，养成规律的作息时间，对于保证我们的健康是有意义的。

# 街头烧烤：危害无穷

烧烤是大家都喜欢的食物，在夏日，街头烧烤往往是都市的一道风景线，但烧烤的危害常常被人们忽视了。那么，烧烤对人体健康究竟有哪些危害呢？

### 1.诱发癌症

我们知道，烧烤的食物主要是鱼、猪肉、羊肉、鸡腿、鸡爪、虾等肉类，或者是土豆、馒头、饺子等淀粉类食物，或者是韭菜、香菇和豆制品等。这类食物中多数含有丰富的蛋白质、脂肪和淀粉类物质，它们在高温下，会发生化学反应，产生杂环胺和多环芳烃，可形成如3,4-苯并芘、四甲苯等多种致癌物质。此外，制作烧烤的食物在烤制前多有腌制的环节，如果腌制时间过长，就可产生另外一种致癌物质——亚硝酸盐。

烧烤会产生大量的烟雾，如果人们长期吸入这些含有致癌物质的烟雾，可以诱发肺癌，长期吃烧烤，可诱发胃癌、肠癌、乳腺癌、结肠癌等恶性肿瘤。有资料显示，常吃烧烤的女性乳腺癌的发病率要比不爱吃烧烤的女性高出2倍以上。

### 2.引起"富贵病"

由于烧烤食物中，多数是高蛋白、高脂肪、高热量的"三高"食物，长期食用可以引起高血压、高血脂、糖尿病和心血管疾病等。

### 3.污染环境

我们知道，烧烤使用的燃料是木炭和木柴，可产生一定的污染物，加上在烧烤时掉在炉中的肉渣、添加的油和调味品燃烧也可排放出一些污染物，包括二氧化硫、苯并芘和一氧化碳等有害气体，这些有害的气体不仅危害从业人员和食客的身体健康，更重要的是严重地污染了周围的环境。这些物质可能引起癌症、肺水肿和支气管炎等疾病。

几年前，北京环保局对此进行了检测，烧烤摊位附近的空气中苯并芘的含量超过国家标准的2.2倍，在烧烤摊点的烟气中苯并芘的浓度比锅炉中排放的烟雾增加7～15倍，高出国家标准的60～110倍。

### 4.食用烧烤可染上许多疾病

烤肉类食品时，由于火力不够、烤的时间过短或烤得过"嫩"，使得隐藏在肉中的寄生虫没有被杀死而使人感染上寄生虫病，在猪肉内常见的寄生虫病有链状带绦虫（米猪肉）、弓浆虫、肉孢子虫和旋毛虫等；在鱼的体内常见有华支睾吸虫、阔节裂头绦虫和棘颚口线虫等。

我们建议，尽量少吃或者不吃烧烤。坚持健康的生活方式，保持科学、均衡的饮食是维护身体健康的必要条件。

# 老年白发染不染?

随着年龄的增加，一些老年朋友会出现白发。白发的出现，对自身的形象是有一定影响的，染发又有一定的危害。那么，老年白发染不染呢?

## 1.白发是怎么产生的?

我们知道，头发是塑造完美自我形象必不可少的一部分，每个人都希望自己有一头黑发，但是，并不是每个人都可以拥有一头黑发的。在现实生活中，白发的人越来越多，我们将白发分为先天性和后天性两种。先天性白发者常与遗传有关，后天性白发有少年性白发和老年白发两种。

头发变白的原因，是因为毛发色素细胞的功能衰退，当毛发色素产生减少的时候，就会出现黄色或褐色的头发，当衰退到完全不能产生色素时，头发就会变白。白发出现的原因除了遗传性因素外，还与精神因素和营养因素有关。

（1）精神因素  长期的恐慌、焦虑、过度疲劳等，可使营养毛发的血管发生收缩，使毛发乳头产生色素的功能受到影响，或者色素的输出渠道受阻，而产生白发。2009年奥巴马就任总统时，是有着一头乌黑头发的，但近年来他明显有了越来越多的灰白头发，这除了与他年纪增大有关外，与他工作的高度紧张和繁忙是有一定关系的。

（2）营养障碍  头发是需要营养的，当营养不足的时候，会影响头发的生长。有动物实验证实，如果食物里缺乏铜、维生素$B_1$、维生素$B_2$、维生素$B_6$、泛酸和叶酸等，均可引起动物毛发灰白，说明这些微量元素和维生素对头发的营养作用。脑炎、伤寒和结核病等疾病可因营养缺乏而引起白发。

## 2.染发的危害

我们在生活中常有这样的体验，白发的人看上去显得老，因而，白发者就喜欢染发，可是头发虽然黑了，但健康却有可能出问题。

（1）过敏　由染发剂引起的过敏性接触皮炎，这是染发最常见的不良反应。其罪魁祸首就是染发剂中的对苯二胺，容易对人体皮肤造成伤害。轻度过敏者表现为头皮红肿、刺痒、灼痛，重者头皮、颈部和脸部出现肿胀，起水疱、流水，甚至化脓感染，严重的可以危及生命。一些人染发初期可能不发生过敏反应，经过数次染发之后，就可能发生过敏反应，染发的频率越高，时间越长，发生过敏的概率就越大。

在染发过敏的人群中，老年人比年轻人容易过敏，白发染黑的容易引起过敏，这可能与老年人体质较弱、染发频率较高有关。

（2）致癌　目前的染发剂基本上是化学成分，天然纯植物的染发剂的染色效果不好，市场上基本上找不到。由于染发的过程就是一个化学反应，染发剂中含有几十种化学成分，据有关部门对百余种染发剂进行检测，将近90%的染发剂含硝基苯、苯胺等有毒的化学物质，容易被皮肤吸收，对人体产生危害。多数染发剂中都含有一种称为对苯二胺的化学物质，这是国际上公认的致癌物质，长期使用可能会诱发癌症。美国癌症学会的研究表明，女性使用染发剂，患淋巴瘤的机会增加70%。曾对1.3万名染发妇女进行调查，发现她们患白血病数是未染发妇女的3.8倍。此外，由染发剂诱发的乳腺癌、皮肤癌、膀胱癌和内脏肿瘤的发病率都会增加。

（3）加重头发的损害　染发会使头发变脆、断裂，会刺激头皮和毛囊，引起炎症反应。长期染发会引起毛囊的萎缩，导致脱发。

（4）损伤肝、肾功能　染发可以导致一些含有苯、萘、酚类的有害物质被人体吸收，而导致肝、肾功能的损害。

### 3.我们怎么办?

面对这么多的危害，我们怎么办?

尽量避免染发，这是避免风险的最好办法。为了形象而付出健康的代价确实是太不值得了。

如不得不染发，应少染发。如果确实因为形象的需要，必须染发者，尽量减少染发的次数；尽量到正规的染发、理发店去染，以减少对人体的损害。同时，染发前可以先做皮肤试验，在初步验证没有过敏反应后再行染发。

同时，对于体质较弱、有血液疾病的人，则不建议染发。

至于究竟染不染？可能还是要自己选择吧。

# 微生物，是人类的朋友，还是敌人？

我们生活在一个巨大的地球上，同时，也生活在一个微生物的世界里。也就是说，除了我们用肉眼能看到的动、植物外，还有许多肉眼看不见的，必须用显微镜放大数百倍、上千倍，甚至数万倍才能看到的微小生物，科学家们将这类生物统称为微生物。把这些微生物又分为细菌、病毒、衣原体、支原体、螺旋体、立克次体、放线菌和真菌等。在我们的皮肤、衣服和日常的用具上，都有大量的细菌；在动物和植物的表面，以及与外界相通的腔道中，也都存在着不同数量的微生物。这么说来，我们无时无刻不是与细菌、病毒等微生物相伴。科学研究发现，土壤中微生物的种类和数量是最多的，在1克肥沃的土壤中，微生物的数量可以多达数亿个，甚至几十亿个；江、河、湖、海也有微生物生存。

应该说，绝大多数微生物对人类是有益的，是人类的朋友，如在人体肠道中寄存了大量的大肠杆菌，它能够合成B族维生素、维生素K和多种氨基酸等人体需要的营养物质，还能拮抗一些病原微生物对人体的危害。在大自然中，许多物质的循环要依靠微生物的作用来进行，如土壤中的微生物能将动植物蛋白质转化为无机的含氮化合物，以供植物生长发育的需要，而植物又被人和动物食用；空气中含有大量的氮气，也只有依靠固氮菌的作用才能被植物所吸收；豆科植物与根瘤菌共生，可以将空气中的游离氮作为氮源性营养物质。可以这么说，没有微生物，人类和动植物就不可能生存。

科学家们也利用微生物的特性来造福于人类。在医学上，几乎全部的抗生素都是微生物的代谢产物，如青霉菌产生的青霉素，链霉菌产生的环丝氨酸和链霉素，东方链霉菌产生的万古霉素，芽孢杆菌产生的杆菌肽，还有头孢霉素、庆大霉素、卡那霉素、氯霉素、四环素、利福霉素、制霉菌素和多黏菌素等。此外，还可利用微生物来制造维生素、辅酶和ATP等药物，为人类的防病治病做出了贡献。

在农业生产中，可以应用微生物制造菌肥和植物的生长激素，促进植物的生长，还可利用微生物消灭害虫，如，有一种苏云金杆菌能在一些害虫的肠道里生长繁殖和分泌毒素，使害虫死亡。此外，还有杀螟杆菌、青虫菌和昆虫病毒等都可以杀死害虫。

在食品、皮革、纺织、石油、化工和冶金等工业生产上，以及综合利用工业废物、工业污水处理方面，也都大量地应用微生物，大大地降低了生产成本。如，在味精生产中，用微生物发酵法代替原来的盐酸水解法，使原来生产一吨味精需要30吨小麦，减少到现在只需3吨山芋粉。又如我们利用微生物进行石油脱蜡，可以提高石油的产量和质量。

然而，在自然界中，除了对人类有益的微生物外，还有一些微生物对人类和动植物是有害的，它们可以使人和动植物患病，专家们称其为病原微生物。如：造成农作物的稻瘟病、小麦赤霉病和大豆病毒病等；造成家禽和家畜的鸡霍乱、鸭瘟、牛炭疽和猪瘟等；造成人类的流感、伤寒、痢疾、结核、麻疹和肝炎等。

微生物一方面造福于人类，另一方面又在危害人类的健康。科学家们通过对微生物的研究，发现它们的形态结构、生命活力及其规律，利用它们对人类有利的一面，改造和消灭有害的微生物。科学家们通过制造疫苗和药物来预防微生物的"侵略"和抗击来犯的"侵略者"。疫苗的出现，使预防疾病由幻想变成为现实，许多疾病因此而得到控制，如：牛痘、天花、小儿麻痹症和白喉等。在抗击微生物的斗争中，人类也付出了巨大的代价，每年有以千亿美元记的抗生素和抗微生物药物，与这些危害人们身体健康的微生物进行着顽强的斗争。然而，这些致病的微生物也在不断地改变着自己的结构，来逃脱人类的"约束"，如，流感病毒在过去的几十年内已经数十次改变了自己的结构。最近几年来，出现了一些对几乎所有抗生素耐药的"超级细菌"，它能在人身上造成脓疮和毒疱，甚至逐渐让人的肌肉坏死，出现高烧、痉挛、昏迷，直到最后死亡。这是病原微生物为了逃避人类的"追杀"，更换了更为坚硬的"马甲"，也是人类长期滥用抗生素的恶果，这场"战争"最后"鹿死谁手"，现在看真不好说。看来，人类与微生物的这场看不见的战斗，还要长期地进行下去。

我们坚信，随着科学技术的发展，我们是一定能充分利用微生物对人类有用的一面，让微生物为人类服务；也一定能最后战胜危害人类的病原微生物。

# 骨折后补钙的"艺术"

有位网友咨询我，她家一位老人骨折了，要不要喝骨头汤？其实，在临床上经常有骨折患者问这个问题。还有人听说喝骨头汤有利于骨折的愈合，就每天喝大量的骨头汤。一个月后复查，骨折未愈合，他百思不解，为何骨折还没愈合呢？

在回答这个问题前，让我们先看一看骨折的愈合过程。当人体骨折后，首先形成局部血肿，在伤后8小时，体内"清洁工"——吞噬细胞开始清除骨折断端的残渣，24小时达到高峰，并可持续2周。同时，体内的"建筑工"——成纤维细胞已开始形成肉芽和纤维组织，使骨折初步得到修复。在2周以后，钙质正式"出场"，逐渐沉着形成骨性骨痂，使骨折愈合更加牢固。换言之，2周以内钙是不参与骨折修复的。

另外，骨折后由于骨质的破坏，血中游离钙是明显增高的，人体是一种高钙状态。此时喝骨头汤无疑会使血钙更加增高，过高的血钙可抑制其上级"领导"——甲状旁腺分泌甲状旁腺素，2周后当骨折愈合需要钙质时，过低的甲状旁腺素使血钙降低，使骨折得不到修复，而影响了骨折的愈合。

当然，那位患者的骨折不愈合，其原因是多方面的，不能完全说是喝骨头汤所致，但可认为是事倍功半了。笔者认为，正确的方法是，骨折后2周内不宜喝骨头汤，而应全面加强营养；2周后适当补充钙质，才能起到事半功倍的效果。

有资料显示，用1千克猪骨头煮汤两小时，汤中的含钙量仅1.9毫克左右，如果靠喝骨头汤来补钙，每天大概要喝400碗，才能达到补钙的效果，这显然是不可能的，因此，靠喝骨头汤补钙还是不现实的。当然，骨头汤中含有丰富的营养，是有益健康的，但要靠它补钙，可能主要还是心理上的安慰吧。

# 开车容易使血糖升高吗？

随着时代的进步，汽车已经成为我们生活中不可缺少的代步工具了。人们寿命的延长，老年人开车也是很平常的事情，但您知道吗？开车可能易患糖尿病。

不久前，我的同事张先生给我讲述了一件奇怪的事情：50多岁的张先生因为血糖偏高，而需要经常监测血糖，经过饮食控制和身体锻炼后，血糖一直控制得很好。不久前的一天，他开车上班，到单位查空腹血糖为7.4 mmol/L，在食堂吃了一个馒头，喝了一杯豆浆后，测2小时餐后血糖12.0 mmol/L，突然增高的血糖引起了张先生的注意。第2天，他坐车上班，到单位查空腹血糖为5.5 mmol/L，为了准确了解自己的血糖情况，早餐和头一天一样，还是吃了一个馒头，喝了一杯豆浆，2小时餐后血糖为7.2 mmol/L，这是怎么一回事？同样的饮食，为何血糖差别这么大？是不是开车会引起血糖增高？

带着这个问题，我查阅了有关资料。人在应激的时候，体内对抗胰岛素的激素，如胰升糖素、生长激素、肾上腺素及肾上腺皮质激素的分泌增加，使血糖增高，尿糖增多。人在开车的时候，精力高度集中，加上要处理道路上的突发事件，避免交通事故的发生，人是处在高度紧张、应急状态中的，是可能导致血糖增高的。同时，为了维持血糖的平稳，人体的胰岛不得不分泌更多的胰岛素来对抗肾上腺素的升高血糖作用。长此以往，胰岛功能负担"不堪重负"，由于分泌胰岛素的胰岛B细胞受损，所以胰岛素的分泌不足，血糖持续升高，从而发生糖尿病。长此以往，如果血糖得不到有效控制，就会导致全身器官的损害，而发生各种并发症。而张先生刚拿驾照，开车经验不多，自然就更为紧张，加上原来血糖就高，那么，开车后出现血糖增高就很容易理解了。

因此，有车族，尤其是年纪稍大和既往有血糖增高的驾驶员，发生糖尿病的概率确实比常人要高一些。同时如果我们吃完饭就上车，回家就睡觉，长期缺乏运动，从而导致脂肪在腹部堆积过多，就有可能罹患2型糖尿病。

那么，有车族怎么预防糖尿病呢？首先，应该减少人体的应激状态，放弃开车显然是不现实的，那么，我们应该减少人体的应激时间，避免长时间开车，或者在停车休息的时候，可以下车活动，或者做车内保健操，活动活动手臂，转动转动脖子，伸伸下肢；如果有人替换开车则更好。其次，在平时可以多抽出点时间从事运动，锻炼身体。最后，可以定期测定，尤其是对有家族史或身体过胖者更应该注意。如果发现血糖增高，或者确诊为糖尿病，则应该及时治疗。

对于开车的糖尿病患者，第一，开车前应该监测血糖，血糖过高，或者过低，都应该避免开车，平时应定期检查眼睛、心脏等器官，以早期发现并发症。第二，开车时间不宜过长，一方面是过度疲劳影响人的反应和判断，另一方面是长途驾车会引起血糖的波动。第三，在车上准备些饼干、糖果之类的甜食。如果在驾车途中觉得肚子特饿、心跳加快、手抖和视力模糊等表现，就应该考虑是低血糖的症状，应该立即停车，补充一些食物和饮料。待症状缓解后方可继续驾车。

一些严重的糖尿病患者常伴有白内障、下肢病变等一系列并发症，甚至会出现血糖大幅波动等表现，这些可能都会对自己和他人的生命造成威胁。因此，部分严重的糖尿病患者是不适合开车的。一旦出了事故，将是害人害己。

## 家庭有必要配空气净化器吗？

空气污染已成为世界性的问题，各国政府，尤其是发展中国家都面临着日益严重的环境污染，它已经制约了各国的政治和经济的发展，同时也严重地危害了人民的身体健康。

一般认为，大气污染由天然污染物和人为污染物组成，但真正能引起危害的是人为的污染物。人为的污染物主要来源于工矿企业和燃料的燃烧。如何控制城市大气污染，减少其对人们健康的危害，是当今社会面临的重大而紧迫课题。

### 1.我国空气污染的现状

据世界银行一项报告显示，全世界空气污染最严重的20个城市中，有一半在中国。中国城市空气中悬浮的微粒和硫黄含量目前是全世界最高的，空气污染已经严重威胁到人们的身心健康。

导致我国空气污染的主要原因是，在工业化生产中，能源消费量是持续增长的，我国的能源消费是以煤炭为主，大量煤炭的燃烧排放出大量的烟尘、二氧化硫、氮氧化物等，导致了大气的污染；同时，城市机动车的迅猛增加，汽车尾气排放进一步加剧了大气污染。2011—2015年全球的监测数据显示，在人口超过1400万的特大城市中，北京与上海的PM10位列第6位和第7位。

2016年5月12日，世界卫生组织最新的数据显示，在全球103个国家和地区的3000多个城市空气质量监测中，80%以上城市空气中颗粒物（PM10）和细颗粒物（PM2.5）污染水平超过世界卫生组织的标准。对我国210个大中小城市的监测数据显示，石家庄、济南、邢台分别是国内PM10污染最严重的城市，邢台、保定、石家庄是国内PM2.5污染最严重的城市，中国城市空气污染状况堪忧。

### 2.良好空气质量的标准是什么？

根据世界卫生组织空气质量建议标准，空气中可吸入PM10的年平均值应不高于每立方米20微克，24小时平均值不高于每立方米50微克；PM2.5年平均值应不高于每立方米10微克，24小时平均值不高于每立方米25微克。

### 3.空气污染对人体健康的影响

我国大气污染集中在经济发达的城市地区，也是人口最密集的地方。我国城市严重的大气污染对居民健康造成了巨大的危害，已经成为广泛关注的热点问题。

PM10和PM2.5的成分包括多种污染物，它们可深入肺部和心血管系统，增加罹患卒中、心脏病、肺癌，以及包括哮喘在内的急慢性呼吸道疾病的风险。世界卫生组织认为，PM10和PM2.5高度集中造成的环境污染是影响健康的一大风险，每年导致全世界300多万人死亡。

但如果我们将PM10从70微克/立方米降到20微克/立方米，因空气污染导致的死亡人数可减少约15%。因此，减少PM10和PM2.5对人们的健康有着重要的意义。

### 4. 重视室内污染

前面我们谈了很多室外的污染对健康的影响，其实，室内的空气污染是最容易忽视的。清华大学的研究显示，室内PM2.5吸入量是室外的4倍，而在室内还有一个超细颗粒物，就是PM0.1，它的主要来源就是室内污染，如激光打印机、传真机、复印机等，还有烹饪过程的油烟、烟草的烟雾、螨虫与宠物所携带的过敏原等，都会产生大量的PM0.1。由于在室内常开着空调，空气比较干燥，空气不流通且易起尘，室内PM0.1含量也会一直积攒下去，甚至导致室内单位PM0.1含量比雾霾天的室外还要高。

有研究认为，PM0.1对人体健康影响更大，法国有一家化妆品公司的研究发现，PM0.1的细颗粒中有大量多环芳烃与杂环有机物的凝聚物，还有锰、铅、钛、钒等重金属颗粒，由于其颗粒极小，很容易进入肺部，可以长时间停留在肺泡里，可进入血液，也可以通过皮肤进入人的体内，直接攻击人的细胞，影响人的DNA，而危害健康。

### 5. 室内空气污染对健康的影响

呼吸道感染是人类最常见的疾病，其症状可从隐性感染直到威胁生命。室内环境污染主要分为可吸入颗粒物、生物活性粒子污染物和气态化学污染物3类，这些污染物对人体的呼吸系统影响最大，如，我们进入新装修的房屋里，常会闻到异味，这就是空气的污染，这些物质特别是甲醛是具有强烈的致癌和促癌作用的。

空气污染可以引起肺功能的急性和慢性改变，轻微时会刺激呼吸道黏膜，引起咳嗽、打喷嚏等表现，诱发慢性支气管炎、肺气肿、支气管哮喘，严重污染时，可导致呼吸功能下降，诱发心脏病、肺部疾病，引起一系列生殖泌尿系统病变，甚至引起鼻咽癌、肺癌等恶性肿瘤。

另外，在室内环境中，特别是在通风不良、人员拥挤的环境中，一些致病微生物容易通过空气传播，使易感人群发生感染。一些常见的病毒、细菌引起的疾病，如，流感、麻疹、结核等呼吸道传染病都会借助空气在室内传播。

空气污染对特殊人群的危害更大，具体表现为：

（1）儿童 英国的一项研究提示，环境污染的加剧会导致儿童的免疫力和智力降低。这是由于儿童正处在生长发育期，全身的各个器官还不成熟，同样，免疫系统也比较脆弱。

① 影响身高和智力健康发育。有资料显示，在吸烟家庭成长到11岁的儿童，阅读能力延迟发育4个月，算术能力延迟发育5个月。科学家曾对千余名儿童长期研究发现，家长每天吸烟量与儿童身高所受到的影响成正比。

② 诱发血液性疾病。据北京市儿童医院统计，90%的白血病患者中，其家庭在半年内曾装修过。儿童血液病的增多，是与装修材料散发的甲醛等有害气体有关的。

③ 增加哮喘的发病率。10多年前，温州的儿童哮喘的发病率为0.96%，到了2016年，发病率上升到了3.3%；而且在10个哮喘的孩子中，有8个合并有过敏性鼻炎；在10个鼻炎的孩子中，有4个合并有哮喘。据法国《科学与生活》杂志报道，微尘对儿童呼吸道的发育有较大影响，而二氧化氮等也会影响儿童肺脏的发育，从而使儿童的肺活量出现严重不足。

（2）办公室白领 长期在办公室工作的人，由于密闭式空调，加上激光打印机、传真机、复印机等引起的空气污染，使得空气质量下降，容易出现头晕、胸闷、乏力、情绪起伏大等不适症状，导致精力不集中，而影响工作效率，并引发各种疾病的产生。

（3）妇女、妊娠妇女 由于女性的脂肪较多，房屋装修后，释放的苯被人体吸收后，易在脂肪内贮存；苯对胎儿发育有不良影响，严重时可造成胎儿的畸形及死胎。有研究发现，当室内空气中甲醛浓度在每立方米0.24 ~ 0.55毫克时，有40%的女性可出现月经紊乱。

（4）老年人 老年人的身体各项机能在下降，对环境的适应能力降低，空气污染可以引起老年人气管炎、咽喉炎、肺炎等呼吸道疾病的发病，还可能引起高血压、心血管疾病、脑出血等疾病。

6. 如何减少空气污染对健康的影响？

据统计，人每天大约有19个小时以上是在室内生活的，这个时间是在室外活动时间的4倍以上，因此，搞好室内这个小环境对健康尤为重要。

除了日常注意室内通风透气，尽量减少室内PM0.1的产生以外，目前预防PM0.1最有效的方法，就是配备可以高效过滤PM0.1的空气净化器，尤其对家里有婴幼儿、老人和体弱多病者，更应该购置空气净化器。

空气净化器又称"空气清洁器"、空气清新机、净化器，是指能够吸附、分解或转化各种空气污染物（一般包括PM2.5、粉尘、花粉、异味、甲醛之类的装修污染、细菌、过敏原等），有效提高空气清洁度的产品。

因此，为了健康，我们建议，有条件的家庭，应该安装空气净化器，尤其对于上述特殊人群，更应该受到关爱。

# 小心"人字拖"拖累了我们的健康

夏天到了，许多人，尤其是南方人，喜欢穿"人字拖"外出，一是凉爽，有利于脚部通风透气；二是方便，休闲；三是对于一些脚形较美的女性来说，更能充分地展示其身体细节魅力。正是因为这三种原因，让人们爱上了"人字拖"，甚至成了一种时尚。但君不知，这凉爽和方便的背后，也隐藏一些健康的隐患。

1. "人字拖"存在哪些问题？

"人字拖"的着力点在第一和第二脚趾之间，只有一根从鞋底发出的带子在脚面分成为两根跨越脚趾，在行走时又不能通过足背带动拖鞋，只能靠脚趾与鞋底的摩擦力来带动鞋子。

如果我们把"人字拖"比喻成"斜拉桥"，那么，我们穿的有跟鞋就是"悬索桥"了，很显然，"斜拉桥"承受的力量要明显大于"悬索桥"，那么，"人字拖"这座"斜拉桥"会产生什么问题呢？

（1）造成小腿和足部的慢性损伤 穿"人字拖"时，脚趾要用力抓紧鞋的内部，会增加脚趾的受力，身体的重心会自然向前倾，增加足背和踝关节所承受的压力，容易导致足部、小腿肌肉损伤和足底筋膜炎，也可能会造成髋关节和腰部的疼痛。

（2）引起"内八字" 穿"人字拖"走路的时候，由于拖鞋行走时足部不够稳定，人们常会下意识地改变自己的步态，如，步子变小，频率加快，踝关节向内侧扭转来控制鞋子，以弥补"人字拖"的不足，时间长了，就会出现走路时足尖相对，足底朝外的"内八字"，甚至会引起膝关节和腰椎的疼痛。但也有专家认为，这种说法有些牵强。

美国奥本大学研究人员研究发现，平底"人字拖"几乎不能给足部提供任何支撑，穿着它会渐渐地改变一个人的走路方式、步幅，最终使足跟、足底和踝关节出现健康问题。

（3）足背容易受伤 "人字拖"由于足背是暴露在外的，对足背没有保护作用，在行走的过程中，遇到尖锐的物品时，容易发生足背的切割伤、刺伤和擦伤。走路碰撞到台阶或石块的时候，容易发生脚趾和趾甲的损伤。

（4）易患皮肤癌 穿"人字拖"易患皮肤癌，这是许多专业人士都不会相信的，但英国的研究提示，穿这类单薄的鞋子，会增大患皮肤癌的可能性。鞋上只有细细的带子，使得脚面脆弱的皮肤暴露在阳光下，而很少有人会在脚面上涂防晒霜。

足背的皮肤很薄，对阳光十分敏感，而且不像手臂经常会有衣服遮挡紫外线的照射，事实上，由于足部是水平着地的，会受到更多紫外线的垂直照射。英国足外科医生安东尼·康图认为，要么在脚上涂上高指数防晒霜，要么就穿那些包住脚面的鞋子。

（5）容易发生跌倒 如果穿的是软底的"人字拖"，在行走的过程中，如果遇到不平的路面，"人字拖"的前端就有可能发生折叠引起摔跤，引发身体的损伤。

（6）破坏足弓的正常结构 正常人的足底都有一定的弧度，医学上称为足弓，它能帮助我们缓冲走路时的震动。大部分"人字拖"的鞋底设计是完全平坦的，而且非常薄，穿着这样的鞋子走路的时候，足底会过度地下陷，长期穿这样的鞋子就可能会破坏正常足弓的结构。

同时，穿着薄底鞋走路，足部几乎是直接接触地面，既不能切合足弓的弧度，又无法给足部足够的缓冲，时间长了，就可能导致足跟、足弓和足趾的慢性损伤而引起疼痛。

**2.哪些人不宜穿"人字拖"呢？**

（1）需要快节奏走路的人　穿"人字拖"走路走快了，就容易发生意外，因此，工作、外出的时候，是不适合穿的。如果是外出散步，或者在室内活动，一般是不会产生危害的。

（2）需要长时间走路的人　由于"人字拖"主要是两个脚趾着力，那么，长时间的走路，容易造成脚趾的疲劳，而引发意外。因此，外出旅游，尤其是爬山的人，是不适合穿"人字拖"的。

（3）妊娠妇女、肥胖者　这类人群的体重较重，身体的灵活性较差，穿"人字拖"容易发生跌倒意外，同时，他们的体重也加重了"人字拖"的危害。

（4）老年人　老年人由于身体的协调性和反应能力较差，正常的行走都可能发生意外，而"人字拖"更会增加这些意外发生的风险。老年人最好不要穿"人字拖"。

# 绝经后别忘记取节育环

妇女绝经后的节育环怎么办？有人认为，节育环在宫腔内不疼不痒，可以不管它，其实，这种观点是错误的。

80岁老年女性患者，节育环脱至腹腔，导致腹内疝、肠坏死，病情十分危重，经过医生的紧急救治，挽救了患者的生命。那么，是什么原因导致节育器离开宫腔，进入腹腔呢？为什么80岁的老人无用的节育环还会造成人体的损伤呢？

我们知道，女性的绝经期在45～55岁之间，那么，什么是绝经呢？女性月经停止1年以上，才能称为绝经。女性进入绝经期后，随着卵巢功能的降低，卵巢开始逐渐萎缩，雌激素的水平也越来越低。由于雌激素的缺乏，导致阴道、子宫颈及子宫等雌激素的靶器官也发生萎缩，使子宫的肌层逐渐变薄，子宫颈变硬，子宫颈管腔狭窄等改变。

宫内节育环是女性最简单的避孕工具，子宫萎缩后，子宫腔也相应地变得狭小，而宫腔内的节育环是不会改变的，这样就会将节育环挤向子宫壁，节育环就可能嵌入子宫肌层，导致出血。

随着年龄的增长，绝经时间越久，子宫壁的厚度就越薄，子宫也越小，这样节育环就有可能穿透薄薄的子宫壁，进入腹腔，引起腹腔内的粘连和梗阻，甚至导致肠管坏死。

因此，女性在绝经后，宫内的节育环已经完成了它的历史使命，是应该及时取出的，以免后患。那么，什么时候取环比较合适呢？

一般认为，刚刚绝经后，子宫的萎缩还不明显，子宫壁的厚度还没有明显变薄，子宫颈管腔还比较宽敞，有利于取环器进入宫腔，这时节育环是比较容易取出的。如果时间长了，子宫的萎缩加剧，就可能发生节育环的嵌顿，给取环带来困难。因此，我们建议绝经后的妇女应在月经停止半年至 1 年内取环为宜。

如果这样还不好理解，我们就举个例子。如果某 54 岁的妇女 2017 年 6 月 1 日最后 1 次月经后，就没有月经了，那么，要到 2018 年 6 月 1 日才算绝经，但取环的时间建议在 2018 年 1 月至 6 月之间取环是比较合适的。

如果因为各种原因没有取环者，随着年龄的增大，取环的难度会增加，因此，这类患者可在医生指导下，先服用一定剂量的雌激素，使子宫稍微增大，子宫颈管变软，有利于取环成功。

因此，我们建议，使用宫内节育器避孕的妇女在月经停止半年后，应该安排时间取环，不要耽误过久，以免重复上述事件，增加了痛苦。

疾病护理篇

# 流感青睐哪些人？

　　流感是流行性感冒的简称，是由流感病毒引起的一种急性呼吸道传染病。提到流感，人们会认为打点针，吃点药，过几天就会好的。然而，最近的几条消息引起了人们的注意：

　　据美国疾控中心的数据，2018年第3周就有40414例死亡报告，其中4064人是被肺炎或流感夺去生命。随着更多报告送往该中心，死亡人数预计将继续增加。

　　2018年2月15日，2万多字的《流感下的北京中年》风行网络，让人们再次意识到了流感的巨大危害。

　　2月28日，众多媒体报道，我国的中药川贝枇杷膏在美走红，被誉为止咳"神药"，药价节节推高，最高卖到450多元。

　　看到这样的消息，可能再也没有人认为流感是一个小病了。流感的传染性强，发病率高，容易引起暴发流行或大流行。在人类历史上有4次流感的大流行（1918年、1957年、1968年、1977年），每次都造成了上百万，甚至千万人的死亡。那么，我们怎么预防流感呢？

　　**1.流感通过什么途径传播？**

　　流感是一种呼吸系统传染病，流感患者和隐性感染者是流感的主要传染源。流感病毒主要是通过含有病毒的飞沫进行传播，从潜伏期末到发病的急性期都有传染性，其中病初2～3天传染性最强，一般持续排毒3～6天。可通过口腔、鼻腔、眼睛等处黏膜直接或间接接触传播。人与人之间的接触或与被污染物品的接触，如，接触患者的呼吸道分泌物、体液和污染病毒的物品也可能引起感染。

　　**2.流感的临床表现有哪些呢？**

　　流感的典型临床特点是急起的畏寒、高热，体温可高达39～40℃，伴有全身乏力、肌肉酸痛、食欲减退，而鼻塞、流涕和打喷嚏等上呼吸道的卡他症状相对较轻。

### 3.哪些人群容易得流感？

流感可以发生在任何人群，感染率最高的通常是青少年。但在婴幼儿、老年人和患有心肺基础疾病的患者，容易并发急性肺炎等严重并发症而导致死亡，因此，对这类患者更应引起重视。

（1）婴幼儿　婴幼儿由于身体发育不全，对于病菌的抵御能力较弱，因此，当婴幼儿感染了流感病毒后，危险更大，5岁以内，尤其是2岁以内的婴幼儿患了流感后，更易发生严重的并发症。

（2）老年人　年龄超过65岁以上的老年人，随着年龄的增长，体内各个器官的功能都在减退，身体的体质也在下降，容易受到病原微生物的入侵，一旦感染了流感，也不容易控制。

（3）体质较弱者　一些慢性疾病的患者，身体的抵抗力都会很弱，对于流感病毒的承受能力差，不能使用自身抗体快速消灭病菌，从而使病毒有可乘之机。这些疾病包括：慢性呼吸系统疾病、心血管系统疾病、肾病、肝病、血液系统疾病、神经系统及神经肌肉疾病、代谢及内分泌系统疾病、免疫功能抑制的相关疾病。

（4）一些特殊人群　如，妊娠妇女、肥胖者、体重指数＞30者。

### 4.怎样预防流感？

（1）避免到公共场合聚集　尤其是老人和婴幼儿，在流感流行期间，应该少到人多的公共场合，避免与咳嗽的人接触。当你发现有人要打喷嚏或咳嗽时，应该迅速退到1米以外的地方，避免飞沫的传染；如果是在电梯或公共汽车等狭小的空间里，遇到这种情况，应立即转身，避免眼睛和鼻子沾染上飞沫，而被传染上流感。

（2）接种流感疫苗　流感疫苗对人体的保护率可达70%～90%，即使在接种流感疫苗后感染了流感，其表现会较轻，发生并发症的可能性也会减少。因此，我们认为接种流感疫苗是预防流感的最有效手段。但由于流感病毒分为三个型，每一型又分为若干亚型，如果接触了疫苗中没有包含的病毒亚型，则没有预防作用。目前我国采用的流感疫苗包含了这三种型别的流感流行株，应该是有预防作用的。

（3）保持健康生活习惯　加强身体锻炼，增强抵御疾病的能力；同时，勤洗手，减少沾染病毒的可能性。

（4）药物预防　预防手段还包括在病情早期使用抗流感病毒药物能减少病毒的传播。如，板蓝根不仅有一定的抗病毒作用，还能够通过调节宿主过度免疫反应抑制病毒介导炎症。

因此，面对流感的流行，只要我们保持良好的生活习惯，积极预防，是可以避免或减少流感对我们健康的影响的。

# 得了感冒需要治疗吗？

我们每个人都得过感冒，感冒需要治疗吗？这是长期困扰我们的问题。

**1. 感冒是一个什么疾病？**

现在大家都知道感冒是自限性疾病，不用吃药1周左右就能自愈，但事实上，如果感冒得不到控制，可能会导致一些严重的后果。

感冒包括普通感冒和流行性感冒，我们常说的感冒就是指的普通感冒，它实际上是上呼吸道感染（上感），是感染性疾病中最常见的一种，包括鼻腔、鼻旁窦、中耳、咽和喉部的急性或慢性炎症。从广义上说，上感不是一个疾病诊断，而是一组疾病的总称，包括普通感冒、病毒性咽炎、喉炎、疱疹性咽峡炎、咽结膜热、细菌性咽-扁桃体炎的总称。狭义的上感又称普通感冒，就是最常见的急性呼吸道感染。感冒多呈自限性，也就是说，多数普通感冒的患者就是不治疗，7天左右是可以自己痊愈的，但也有少数患者会产生严重的并发症，甚至危及生命。

**2. 感冒是什么原因引起的？**

上感有70%～80%是由病毒引起的，常见的病毒有流感病毒、副流感病毒、呼吸道合胞病毒、腺病毒、鼻病毒、埃可病毒、柯萨奇病毒、麻疹病毒和风疹病毒等；也有部分是细菌感染，常见细菌有溶血性链球菌、流感嗜血杆菌、肺炎双球菌和葡萄球菌等，可以直接感染，也可以继发于病毒感染后。

### 3.感冒有哪些表现？

感冒后，人体可以出现上呼吸道的表现，如，鼻咽部的卡他症状，可有打喷嚏、鼻塞、流清鼻涕等表现，2～3天后鼻涕变稠，伴有咽痛、味觉迟钝、声嘶和咳嗽，甚至出现呼吸困难，如果炎症波及耳咽管，则可出现听力下降，可伴有发热、畏寒和头痛。体检可发现咽部充血，鼻腔黏膜充血、水肿，有分泌物。严重的可以并发病毒性咽喉炎、疱疹性咽峡炎、咽结膜热和细菌性咽-扁桃体炎。如果没有并发症，一般5～7天可以恢复。

### 4.感冒有哪些并发症？

（1）急性鼻窦炎　鼻窦是鼻腔周围的颅骨内的骨性含气腔，它开口于鼻腔，感冒引起的鼻腔细菌感染，可以进入鼻窦，而引起鼻窦炎，可出现严重的鼻塞、流脓鼻涕、头痛、嗅觉减退和记忆力减退等表现，如果炎症没有得到有效的控制，累及眼眶，可能会引起眼眶内的化脓感染；若累及神经，则可能导致视力减退或眼球的活动障碍；如果侵及颅内，则可能引起脑炎和脑脓肿。

（2）中耳炎　当感冒合并有细菌感染时，可发生化脓性中耳炎，由于儿童的咽鼓管比成人平坦和短，因此，儿童的发生率更高。中耳炎常表现为耳内流脓，如不及时治疗，则可能转为慢性中耳炎。

（3）气管-支气管炎　感冒的病毒和细菌蔓延而引起，表现为咳嗽、咳痰，严重的可出现支气管痉挛，可延续2～3周。

（4）风湿热　一般发生在感冒后2～4周，突然出现关节痛、红肿，有皮下小结和环形红斑，或表现为小舞蹈症，出现不自主的小动作和面部动作；如果早期得到治疗，预后较好；如果没有及时治疗，可以发展为风湿性心脏病。

（5）病毒性心肌炎　在感冒后1～4周出现急性病毒性心肌炎，早期症状不明显，很容易被忽视，重者可出现心慌、胸闷、乏力、头晕，严重的

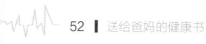 

可迅速发展为心源性休克、严重的心律失常和急性心功能衰竭，可在数小时或者数日内死亡。急性病毒性心肌炎发病后，可通过心电图和心肌酶谱明确诊断。

（6）急性睾丸炎　急性睾丸炎表现为，感冒后出现睾丸的肿胀和疼痛，伴有全身不适、寒战、高热等，尽管发病率不高，但也应该引起重视。

（7）病毒性脑炎　感冒后1~3周发病，发生病毒性脑炎时，常引起神经细胞的炎症、水肿、坏死等改变，出现一系列临床表现，可表现为低热、头痛、呕吐、精神差，严重者可有抽搐、昏迷、肢体瘫痪、呼吸节律不整等表现。如不及时治疗，可导致患者的死亡。

（8）急性肾炎　常在感冒后14天左右发生，常与链球菌的免疫反应有关，可表现为头痛、下肢或面部浮肿、尿少等，可以通过尿常规检查确诊。

### 5.感冒后究竟要不要到医院治疗？

面对如此严重的后果，势必会引起人们的恐慌。需要解释的是，这些并发症虽然都是比较严重的，但发生的可能却比较小。因此，不能小视感冒，但也不必"草木皆兵"。轻症的感冒可以通过多喝水、注意休息、避免劳累等措施，暂时观察一下，不需要做特殊的处理，但出现咳嗽、流涕加重，甚至出现发热的表现，就意味着病情需要药物干预了，应及时到医院就诊，早期治疗，避免发生严重的并发症。早期的治疗，并不能缩短病程，但可以减轻感冒症状。

### 6.感冒后出现哪些症状需要引起重视？

感冒后如果出现心慌、气短、胸闷、乏力、发热、听力减退、嗅觉变差、头痛、耳部流脓，甚至抽搐、昏迷、肢体瘫痪等，表明患者可能出现了严重的并发症，应该急诊到医院就诊。

建议大家感冒后，如症状持续时间较长或症状加重，还是应该去医院看一下，由专业医生评估一下发生并发症的风险。感冒病虽小，可不能小视啊！

# 每年都有禽流感，我们怎么办？

### 1.什么是禽流感？

禽流感是由甲型流感病毒的一种亚型（也称禽流感病毒）引起的一种急性传染病。禽流感病毒通常感染鸟类，少见情况会感染人、猪、马、水貂和海洋哺乳动物。禽流感目前已经被国际兽疫局定为甲类传染病，又称真性鸡瘟或欧洲鸡瘟。

可能感染人类的禽流感病毒亚型为H5N1、H9N2、H7N7、H7N2、H7N3、H7N1、H7N9。

### 2.人是怎样感染上H7N9禽流感的？

传染病流行的基本条件是传染源、传播途径和易感人群，因此，家禽带有H7N9禽流感病毒是传染源，人与家禽的接触是传播途径，但人如何感染的尚不清楚。但根据流行病学调查推测，可能是携带H7N9禽流感病毒的禽类，通过粪便、羽毛、呼吸道分泌物和血液等，经人呼吸道途径、直接接触等方式传播给人。

### 3.人感染禽流感会有哪些症状？

人感染禽流感的潜伏期一般在7天以内，其主要表现为高热、咳嗽、流涕、肌肉酸痛、鼻塞、咽痛和全身不适等，多数伴有严重的肺炎，出现胸闷和呼吸困难等表现，可快速进展为急性呼吸窘迫综合征、脓毒症、感染性休克，出现心、肾等多种脏器衰竭而导致死亡。人感染禽流感的死亡率较高，应该引起重视。

从事禽类养殖、宰杀、加工、销售业者以及在发病前1周内接触过禽类者，都是易感人群，需要更加注意预防。如果出现发热、咳嗽等症状应考虑是否为禽流感，及时就医。

**4.禽流感会人传人吗？**

目前仅见经禽类传染给人而导致发病的病例，尚无确切证据证实，H7N9禽流感病毒可以通过人与人之间传播。但我们仍必须进一步研究、观察禽流感是否会在人与人之间传染。

**5.吃鸡肉和鸡蛋会感染禽流感吗？**

由于禽流感病毒不能耐受高温，在65℃的环境下，加热30分钟或煮沸（100℃）2分钟以上，病毒就可以灭活。因此，完全熟透的家禽肉、蛋等是可以食用的。

但禽流感对低温抵抗力较强，在4℃的环境中可存活1个月时间，因此，接触冷藏/冷冻家禽肉蛋时，要注意消毒；食用时，要加热、煮透才能食用。

因此，只要我们充分加热，完全煮熟，鸡肉和鸡蛋是可以放心食用的。

**6.禽流感该如何预防？**

（1）注意个人卫生　做到勤洗手，室内勤通风换气，注意营养，保证充足的睡眠和休息，加强体育锻炼。尤其在接触禽畜后，应及时彻底洗手和消毒相关工具。

（2）尽量减少与禽畜的接触　特别注意尽量避免接触病死禽畜，这是预防的关键，应尽量避免接触野生禽鸟或进入野禽栖息地，食用禽肉蛋时要充分煮熟。

（3）生熟食物要分开　在处理食物的时候，要注意生熟食物分开。当手部有破损需处理肉类时，应该佩戴手套。

（4）做好个人预防　外出应提倡戴口罩，尤其出现打喷嚏、咳嗽等呼吸道感染症状时，更应该戴口罩，既是防止传染给别人，也是对自己的防护。

（5）减少去公共场所　尤其是年老体弱者、患有基础病者，在呼吸道传染病高发时期，应尽量减少去空气不流通、人群拥挤的场所，以防感染传染性疾病。

只要我们加强预防工作，禽流感是可以预防的。

# 慢阻肺的患者应该怎么给氧？

慢性阻塞性肺疾病（简称慢阻肺）是一种具有气流阻塞特征的慢性支气管炎和（或）肺气肿，是可进一步发展为肺心病和呼吸衰竭的常见慢性疾病。

慢阻肺的并发症主要有心衰、呼吸衰竭、肺性脑病等。慢阻肺的患者除了抗感染、平喘等治疗外，氧疗也是一项重要的治疗。

我们知道，正常人吸入氧气，呼出二氧化碳，以满足人体的需要。但严重的慢阻肺患者因为呼吸道的阻塞、肺实质破坏等原因，造成肺功能下降，无法从空气中获得足够的氧气，以满足身体的需求，因此，常常需要人工给氧。但在临床上发现，这类患者使用了高流量的氧气后，血氧饱和度有时并不能增加，甚至还会减少？这是为什么呢？

对于慢阻肺患者，必须强调低流量、低浓度吸氧。一般来说，慢阻肺患者的氧流量在2升/分以下，而吸氧的氧浓度保持在35%以下。氧浓度和氧流量是相关的，可以通过换算关系而得知，一般3.5升/分的流量的氧浓度是35%。在家里，一般制氧机生成的氧气浓度在90%以上，通过调整氧流量，患者吸进去的氧浓度可以降低到35%以下。低流量、低浓度吸氧可以完全达到治疗的目的。

氧浓度过高时，可能会发生二氧化碳潴留，也就是说慢阻肺患者氧气吸得多了，无法将二氧化碳排出去。因此，我们建议不要轻易调高氧流量和氧浓度。

患者在选择制氧机时，首先要确认制氧机的氧浓度能达到90%，目前市面上多数的制氧机都能达到这个要求。其次，要关注制氧机的性能是否稳定。因为慢阻肺患者吸氧时间很长，而且要多年吸氧。

但如果氧疗使用过量，慢阻肺患者的呼吸速率和通气量会有下降的趋势。这是因为通常需要长期吸氧的慢阻肺患者，一直以来存在换气不足，造成身体长期处在较高的二氧化碳浓度下，使得体内二氧化碳分压感受器暂时失效，转而以周边化学感受器为主来影响呼吸中枢，也就是说体内对于氧气浓度变化的反应提高了，如果慢阻肺患者吸入较高浓度的氧气，虽然提高了血液中的氧气含量，却会降低呼吸的驱动力进而减少通气量，同时肺泡之间通气/灌流的不平衡增加了死腔（无法进行气体交换的无效腔），导致二氧化碳的排出受阻，而造成二氧化碳的潴留。

吸氧的使用剂量及时间对于慢阻肺的患者来说是非常重要的，过多或过少都可能造成不同的伤害。但在患者缺氧的前提下，给予足够的氧气仍是不容置疑的，因此，必须特别注意每分钟通气量是否合适，医师及呼吸治疗师会依个案的不同选择最适当的给氧方式。

## 克罗恩病是一种什么病？

克罗恩病，以前称为克隆氏病，又称节段性肠炎、局限性肠炎、局限性回肠炎和肉芽肿性肠炎，是一种原因不明的慢性非特异性肠道炎症性疾病，常引起肠管狭窄、慢性肠穿孔和形成肠瘘，它可以发生在胃肠道的任何部位，但最常见的部位是回肠末端和右半结肠。本病和慢性非特异性溃疡性结肠炎统称为炎症性肠病（IBD）。

克罗恩病的确切的病因尚不十分清楚，可能与感染、遗传、体液免疫和细胞免疫有一定关系。

克罗恩病表现为贯穿肠壁各层的增殖性病变，可侵犯肠系膜和局部淋巴结。病变常局限于肠管的一处或多处，常呈非特异性肉芽肿，最多见于回肠末端，病变也可累及盲肠和升结肠。克罗恩病常呈节段性分布，病变的肠壁明显充血、增厚，使肠管变僵直，且覆盖着炎性渗出物。可以看到正常肠管与病变肠管明显的分界线，呈跳跃区的特征。

克罗恩病可根据病理表现分为急性炎症期、溃疡形成期、狭窄期和瘘管形成期（穿孔期）。急性期以肠壁水肿、炎变为主；慢性期肠壁增厚、僵硬，受累肠管外形呈管状，其上端肠管扩张。

本病好发于20岁左右的年轻人，病史多较长。该病常有间歇好转和加剧阶段，最初的表现为腹痛、腹泻，腹泻呈绞痛，但不剧烈；腹泻每日3～4

次，为不成形的粪便，但无脓血，有时为正常大便。患者有低热、营养不良、贫血和乏力等表现，当患者有慢性穿孔、肠瘘形成和粘连发生时，可出现腹部包块、肠梗阻的表现。

该病可出现白细胞计数增高，红细胞及血红蛋白降低，与失血、骨髓抑制及铁、叶酸和维生素$B_{12}$等吸收减少有关。纤维结肠镜检查是诊断克罗恩病最敏感的检查方法，但有可能发生肠穿孔和出血。对不宜做结肠镜检查者，可以行钡剂灌肠检查和CT检查。

克罗恩病出现并发症之前的诊断常比较困难，多被诊断为慢性肠炎，直到出现并发症后，才能明确诊断。本病没有特殊的治疗方法，目前，治疗以药物控制为主，包括糖皮质激素、水杨酸制剂、免疫抑制剂、抗生素、甲氨蝶呤及生物制剂等，治疗效果不满意。

克罗恩病常见的并发症有肠梗阻，偶见腹腔内脓肿、吸收不良综合征、急性穿孔和大量便血，罕见中毒性结肠扩张。死亡的原因也常常是因为并发症而死亡。

1998年美国食品药品管理局批准生物制剂英夫利西单抗用于治疗中、重度及并发瘘管的克罗恩病以来，该病的治疗已发生了较大的变化。该药可迅速控制病情，最大限度地降低并发症的发生率。

药物治疗仍不能代替外科治疗，约有半数以上的患者最终仍需手术治疗，来解除消化道梗阻、穿孔、消化道瘘、腹腔脓肿、难以控制的消化道出血等。随着外科技术的进步，一些微创的方法可以替代部分开腹手术，减轻了手术带给患者的创伤，减少了外科治疗相关并发症的发生。

克罗恩病术后的复发率很高，其复发与病变范围、病症侵袭的强弱、病程的延长、年龄的增长等因素有关，许多患者最后死于并发症。

## 什么是无痛胃镜、结肠镜检查？

我们大家都知道，胃镜和结肠镜检查是纤维镜经口腔或肛门来诊断胃或者结肠疾病的方法，它具有检查快捷、准确及图像直观形象等优点。同时，镜下可以直接取标本做病理检查，以判断病变的良、恶性，对一些病灶还可以进行镜下治疗，免除了这部分患者的开刀之苦。因此，它在消化系统疾病的诊治中有着不可替代的地位。

但胃镜、结肠镜检查毕竟是一种侵入性的检查，镜身在进入患者体腔时会产生恶心、腹痛、腹胀等不适感，有些人因此而拒绝做这项检查，延误了病情。而无痛胃镜、结肠镜检查技术能让患者舒舒服服完成这些检查！

无痛胃镜和结肠镜就是在普通胃镜和结肠镜检查的基础上，配合异丙酚、芬太尼及利多卡因等麻醉药物静脉注射，以达到无痛的目的，实际上就是一种全身麻醉下的检查。在进行胃镜、结肠镜的检查前，将静脉麻醉药注入静脉中，1分钟后，患者即进入睡眠状态，意识消失。医生就可以进行胃镜或肠镜检查了，但这项全麻操作必须要由麻醉医生来完成，并要进行必要的监护，以防发生意外。

在整个检查过程中，患者是没有意识的，全身是放松的，不会有任何恶心、反胃及不适疼痛的感觉。检查完成后，麻醉效果快速消退，患者只需要稍微休息一下，就能够完全清醒，随后即可自行离开医院回家。

这种技术特别适合于对内窥镜检查耐受性差的老年人和害怕疼痛、不愿做内窥镜检查的成人和儿童。

做无痛性胃镜、结肠镜检查前应该注意如下问题。

① 空腹进行胃肠镜检查，检查前晚10点以后禁食，检查前4小时不宜喝水或饮料。

② 请穿宽松、方便、易松解的衣裤，请不要携带贵重物品；戴有活动假牙的患者，要取下假牙。

③ 不要佩戴首饰、手表，女士请不要涂口红、指甲油。

④ 检查后24小时内请不要喝酒、开车、操作机械、签署法律文件及作重大决定。

⑤ 若有心肺功能异常、曾对麻醉药品过敏者，请事先告知医护人员。

⑥ 检查当日需有家属或朋友陪同，个别有特殊病情的患者可能需要留院观察。

⑦ 检查后2小时方可饮水进食，但24小时内应以温凉的稀饭、面条等柔软食物为宜。当天禁食辛辣食物，进食不可太饱。

# 警惕无痛技术的麻醉风险

随着医学科学的进步和无痛技术的发展，现在许多检查和治疗都可以使用，如，无痛肠镜、无痛胃镜等，尽管这种无痛技术是安全的，但还是有一定风险的。

在行无痛技术检查时，需要进行麻醉。我们知道，麻醉可以让患者的意识丧失，在这个过程中是可能发生意外，甚至会危及患者的生命。

麻醉可能会发生麻醉意外，尽管发生的可能性很小，但这种意外常常会给患者带来灾难性的后果。

为了尊重患者的知情同意权，医生是应该将手术中意外的后果跟患者家属谈清楚。现在许多人认为，医生在给患者进行术前谈话时，是在夸大手术的危险。这种观点是不正确的。患者的手术中有许多不确定的因素，甚至有难以预料的问题，医生在手术前必须考虑得十分周到。麻醉意外就是其中一项意外。当然，家属知道手术并发症的后果后，常常会举棋不定，甚至会增加对治疗的恐惧。作为医生也既要谈清楚手术并发症的后果，也应该告诉家属，这种情况的发生是比较少的，以取得家属的理解和支持。医生的术前谈话绝不是夸大其词，是为了让患者和家属更好地行使知情同意权。

医生在给患者治疗中应该强调人文关怀。提倡无痛技术就是一种人文关怀，在国外任何治疗都是强调无痛的，如无痛检查、无痛分娩等。

一边是无痛的要求，一边是麻醉风险，我们究竟应该怎么办？应该说，无痛治疗是值得提倡的，尽管发生麻醉意外是小概率的事件，但后果是很严重的，我们一定要充分了解麻醉的风险。

# 胆囊手术变多了的启示

记得1982年，笔者在实习期间，听说有一台胆囊切除手术，做手术的医生在医院是一位顶尖的专家。不光是我，就连许多外科医生都感到十分稀奇，大家都认为这是一个极好的学习机会。手术的那天早上，我们早早地就来到手术室，当患者麻醉好，就赶紧搬一个手术的踏脚凳，占据有利位置，以便观看手术。到了手术开始的时候，手术台的周围看手术的人已经是"里三层，外三层"了。可见当时胆囊手术还是比较少的。

在1978年以前，我国实行的计划经济和配给制度，城市的居民每人每月只能吃到1斤肉、半斤油，农村的农民还常常为温饱问题着急。当时，外科病房里的患者，以溃疡病做胃大部分切除术的为多，而胆系疾病的患者相对较少，胆囊炎和胆囊结石的患者非常少见。

老师在讲课的时候告诉我们，溃疡病和胆囊结石的患者都与饮食有关。当时，在我国，由于人们的饮食是以粮食为主，动物脂肪的摄入量很少，因而，溃疡病的发生率高。而西方国家的饮食是以肉类为主的，因而，胆囊结石的发病率明显高于我国。

40多年过去了，人们早就不用实行实物配给了，想吃什么就可以买到什么。肉类食品的摄入量大幅度增加，使全民的身体素质有了明显的提高，但也带来了我国疾病谱的变化。

现在，胆囊手术已经是一个很普通的手术了。在一个六人间的病房内，常同时住着5例胆囊结石的手术患者。而溃疡病的手术却少得可怜，我们一年也难以遇到一两例了。胆囊结石的增多，溃疡病的减少，都与人们饮食结构的改变有关。

这种疾病谱的变化，折射出了我国人民生活水平的巨大变化，生活过好了，饮食习惯改变了，导致了胆囊结石、胰腺炎、高血压和冠心病等疾病的发病率明显增高，也给我们的卫生机构带来了如何控制这些"富贵病"的新课题。

由此看来，生活好了，并不完全是一个好事情，或许会给我们带来新的痛苦。由于在临床上看得多了，随着年龄的增长，笔者也意识到"富贵病"的潜在危险。因此，从20世纪90年代中期开始，笔者就开始注意预防这些疾病的发生，除了坚持每天早上的身体锻炼，上班时尽量不乘电梯，强迫自己被动锻炼外，在饮食上自觉地减少动物内脏的摄入，并适量控制饮食中的肉类食物，以保证体重维持在正常的范围内。

由于采取了上述措施，不仅控制了身体的发胖，还能保持充沛的精力，给自己的工作带来了方便。因此，笔者认为，适当减少动物脂肪的摄入量，建立良好而合理的饮食习惯，配合身体的锻炼，对预防"富贵病"的发生是有着积极意义的。

# 有必要输白蛋白吗？

几年前，一位朋友的父亲因患胆囊结石在某医院准备手术治疗。手术前的一天，管房的医生对患者说，"下个礼拜准备开刀了，为了增加营养，开刀前要输白蛋白，明天是输白蛋白的最佳时间，过了这个时间效果就不好了，你要赶紧准备钱。"患者听了以后，赶紧打电话给他儿子。她儿子，也就是我这位朋友也不懂是不是该输，又打电话问我。我了解了情况后告诉我这位朋友，根据他父亲的情况，手术前没有必要输，如果实在要输，最好在手术后输。我这位朋友听了我的话就急了："医生说，明天是最佳时间，过了明天效果就不好了。"

听了这句话，我真是感到好笑，当了几十年的医生，我还没有听说过，输白蛋白有最佳的时间。稍有一点医学常识的人都知道，白蛋白是一种价格较贵的自费药物，它对于手术后患者的恢复是有一定好处的。对于多数术后的患者而言，白蛋白不是必需的；有条件的患者，适当输一点是有好处的，但绝无使用最佳时机之说。

我们在临床上输白蛋白一定要和患者讲清楚是自费药物，对切口的愈合有好处，但不是必需的，一定要在患者自愿的基础上使用。一般来说，人们为了手术后能尽快恢复，是愿意花钱输一两瓶白蛋白的。

外科术后很多患者会出现血清白蛋白水平不同程度的降低，因此，人们认为，应给予白蛋白补充，维持有效循环容量，降低手术组织及切口的水肿，达到促进伤口愈合的目的。

其实，现代医学的研究发现，手术及创伤后的机体应激，使毛细血管通透性增加，白蛋白从血管内到血管外的分布明显增加，导致了术后的低白蛋白血症。外源性的白蛋白输入也会继续渗入组织液中，而应激结束后，这些白蛋白会返回到血管中，补充白蛋白无助于改善机体应激，与晶体液或者非蛋白胶体液相比无额外获益。

因此，我们认为，将白蛋白作为术后必需的营养品是不合适的，当然，有条件的输一点也是可以的，但绝无最佳时机一说。

# 治疗习惯性便秘要纠正不良的生活习惯

### 1. 习惯性便秘的形成原因

习惯性便秘是因不良的排便习惯导致的大便秘结，常见于老年人，但青壮年中亦不少见。习惯性便秘与生活习惯、饮食情况、个体特征和活动多少等多种因素有关。正常人可有一时性的便秘，通过适当的自我调节是完全可以纠正的。但是，一旦便秘成为一种习惯性的，就是一种不良的生活习惯了，时间长了还会诱发疝、肠道肿瘤和痔等疾病。

先让我们来了解一下习惯性便秘是怎样形成的。在便秘的初期，由于肠道功能较差、排便辅助收缩乏力或肠痉挛等原因，使大便进入直肠时缺乏便意，或者有便意时没有及时排便，使大便在肠道内滞留的时间过久，大便中的水分被肠道再吸收，导致大便干结，排便困难，就会出现黑色硬圆球状，或我们常说的"羊粪样"大便，如不及时纠正，便可成为习惯性便秘了。同时，在便秘初期，不适当和过多地应用导泻药物，诱发药物性排便，也会使便秘成为习惯性的。因为，导泻药物对肠道黏膜的反复刺激，会使肠道的应力进一步减弱，加重便秘，也会引起肠道功能的紊乱。过多的药物对习惯性便秘的患者来说，无疑是"雪上加霜"。

### 2.预防习惯性便秘

关键在于改变这种不良的生活习惯。

第一，要建立正常的排便条件反射和正常的排便功能，养成每天定期排便的好习惯。一般认为，每天早上排便是一个较好的时间；如果不能在早上，也应有一个相对固定的排便时间。根据笔者的临床经验，便秘者每天晚上喝一大杯凉开水，每天早上无论有无便意，都到厕所蹲上10分钟左右，时间一到，无论是否排便，均离开厕所。经过一段时间的"训练"，就可以建立良好的条件反射，纠正习惯性便秘。同时，在直肠有便意时就应立即排便，不可硬憋而加重便秘。因为，对于习惯性便秘者来说，任何一次便意都是宝贵的，不可轻易放过。

第二，要养成良好的上厕所习惯，上厕所时要把精力集中到排便上来，不要看书、看报、听广播和思考问题。

第三，要有意识地多吃一些纤维性食物，尤其是粗纤维食物，如蔬菜、豆类和水果等。纤维性食物在肠道内不易被消化吸收，可促进肠道的功能性蠕动。在饮食中适当减少精细食物，忌食辛辣刺激性食物，不饮酒吸烟。

第四，加强体育运动，适当增加体育活动的时间。体育活动不仅能增强体质，还有助于提高肠道的蠕动能力。经常参加体育活动的人很少患习惯性便秘。

第五，避免过多使用导泻药物，为软化大便每天可喝一杯蜂蜜水。对排便确实有困难的重症患者，可用开塞露或戴上橡皮手套用手将大便从肛门内掏出，也可通过灌肠的方法排出大便。

此外，手法按摩也有一定的效果，常用的方法有：

● 腹壁按摩疗法。排空小便，仰卧在床上，用右手掌根部紧贴腹壁，左手叠在右手背上，双手用力，按右下腹、右上腹、左上腹、左下腹的顺序顺时针循环按摩。手法为从轻到重，每2秒钟按摩1圈，一般到100次左右可出现便意。但此法需要反复多次进行才能奏效。

● 压穴疗法。排便前，用双手各一指压迫或揉摩迎香穴（鼻翼两侧的凹陷处）5～10分钟，可帮助排便。揉摩时以感觉到有酸麻为宜。

综上所述，治疗习惯性便秘没有什么灵丹妙药，关键在于纠正不良的生活习惯，这不是药物所能代替的，而且过分依赖导泻药物还会加重便秘。看来"解铃还需系铃人"，解除便秘者的痛苦，还需便秘者自己。

# 并非危言耸听：吵架可以导致死亡

看了这个题目，您可能会感到好笑，吵架不好，这谁都知道，但吵架会致死，就不大让人相信了。但在某省一家大医院发生的一个真实事件却证明了这点。

内科主任张自强（化名）刚过不惑之年，论年龄是正当年，论事业正在上升阶段，掌管着医院的重要事务，论身体也是十分健康的。然而，就是家庭关系处理不好，和妻子吵架、打架已是家常便饭了。时间久了，住在周围的同事也习以为常了，懒得管了，更没有人去追究其原因了。一次，张自强再次与妻子发生争吵，继而发展到打斗，张自强的身上多处被妻子抓伤，脸上也被狠狠地咬了一口，遭到如此屈辱的张自强愤然倒在沙发上，妻子以为张自强是故意装的，也生气地外出了。在外溜达了几个小时后，妻子的气消得差不多了，回到家中一看，丈夫仍然原样躺在沙发上，她扒了一下丈夫，发现他的身体已经发硬了，这才着急地喊来了同事，送到急诊室，经医生检查发现，张自强已经出现了尸斑。当时有人怀疑这是一起凶杀案，但在张自强身上发现的伤痕似乎都不足以致死，因此，排除了暴力致死，结合现场的情况，最后诊断为突发心搏骤停致死。这就是说，激烈的争吵可以使迷走神经的张力突然增高，而发生心搏骤停致死。一个本来很有前途的人，却被家庭琐事毁灭，教训的确是太深刻了。这个令人心痛的事件能给我们什么启示呢？

　　第一，我们要正确对待家庭纠纷，避免因为家庭琐事而争吵。据笔者的调查，大多数家庭的争吵是为了一点小事，原则上的事并不多。因此，在家庭生活中应提倡"大事认真，小事糊涂"，这样可以避免许多矛盾。

　　第二，要妥善处理好家庭矛盾，发生矛盾时应提倡"少说一句话，少一点矛盾"。也就是说，"退一步，海阔天空"。千万不要在气头上还要说个明白，讨个公道。应该说，夫妻之间在大多数事情上本无"公道"可言，一味强调"公道"只会伤感情。实在要"说个明白""讨个公道"，也要在对方的气消了以后，气头上"讨公道"只会是"火上浇油""事倍而功半"。

　　第三，注意劳逸结合。中年人是最辛苦的年龄，在单位年富力强，工作经验丰富，精力旺盛，正是干事业的时候，繁忙的工作使得压力巨大。在家里也是负担最重的时候，一方面，父母年龄逐渐增大，疾病增多，需要给予照顾；另一方面，子女的成长也进入最操心的时期。内外"夹击"，可能会导致一些中年人心力交瘁，过早地出现了一些疾病，威胁他们的健康。因此，中年人应注意劳逸结合，在疲劳时应该进行自我调节、主动休息，调节紧张的心情，脱离紧张的环境，让身体能得到充分的休息和"充电"，避免对身体无形的摧残。要知道在疲劳时还工作对人体的摧残最大，而且工作效率最低。经过休整过后，工作的效率会大大提高，所谓"磨刀不误砍柴工"就是这个道理。

　　我们每个人都应该珍惜生活、珍爱生命。我想，只要我们能做到上述3点，是一定会生活得更好、更丰富、更健康和更潇洒的。当然，笔者深知，在现实生活中，要完全做到也是很困难的，这就需要我们本着对社会、对家庭负责的态度，去努力提高自己的修养。

　　吵架断送了张自强的生命，留给我们的教训是深刻的，愿"张自强们"不再重蹈覆辙。

# 动物咬伤须防狂犬病

　　随着人们生活水平的提高，城市里许多人开始喂养一些小狗、小猫等

"宠物"。这些"宠物"一方面给主人带来了乐趣；另一方面，这些"宠物"可不一定会听话，也给人们带来了潜在的危险——咬伤。或许人们对此不以为然，认为没有什么了不起。其实，这是极危险的。因为，这些动物可能会携带狂犬病病毒，它通过伤口可使人得狂犬病。而狂犬病目前尚没有特效的治疗药物，一旦发病死亡率几乎为100%。因此，我们既要加强对"宠物"的管理，更要宣传怎样预防狂犬病。

狂犬病是由患病或带病毒的狗、猫及其他动物通过咬伤、抓伤人的皮肤引起的。狂犬病病毒先在局部伤口小量繁殖，再沿人的神经向中枢传播，导致人体发病。感染病毒后一般在1年以内发病，但也有潜伏期可长达10年之久的。

狂犬病发病初期表现为原伤口周围出现痒、麻、痛，局部抽动或有蚂蚁爬过的感觉；以后发展为全身的肌肉痉挛、恐水、躁狂、吞咽困难、呼吸困难、高热、多汗、流涎、心率加快、血压升高等表现，最后由兴奋转为麻痹、呼吸循环衰竭而死亡。

前面已提到狂犬病没有特效的治疗药物，目前的治疗主要为对症治疗。首先应严密隔离患者，保持病房的安静，避免声、光、风的刺激；保证人体的营养供应；维持患者的呼吸功能，必要时做气管切开，使用呼吸机通气。医务人员接触患者时，应做好隔离工作，防止被患者抓伤而传染。

其次为对症治疗。高热者给予退热治疗；兴奋期的患者给予镇静剂治疗。狂犬病的死亡率几乎为100%。

那么，狂犬病能预防吗？

科学研究告诉我们，狂犬病是能预防的。

首先，要加强传染源的管理。对喂养的动物应加以控制，进行登记、检疫和注射疫苗；对已患狂犬病的患者要严格隔离和消毒。

其次，已被动物咬伤后应对伤口彻底地进行清创，清创后伤口不得包扎，应开放伤口。伤口过深者，清创后应在伤口周围注射狂犬病抗毒血清（应先做过敏试验阴性后），并应及早注射狂犬疫苗，方法是在咬伤后当天及3、7、14、28天，各肌内注射2毫升。

只要我们加强预防工作，狂犬病是完全可以预防的。

# 如何防治乳腺癌?

乳腺是生命的给予者、美丽者,同时也是生命的摧毁者。她给予了生命,给妇女以美丽,同时也是摧毁生命的恶魔。她虽然是性、爱、生命和哺育的永恒象征,却同时也承载了疾病与死亡。据最新资料显示,全世界每年约有100万人死于乳腺癌。

近20年来,全球乳腺癌的发病率一直位居女性肿瘤之首,并以2%的速度在全球递增,1998年全球乳腺癌的死亡数为31.4万,占当年发病数的30.5%。在美国,乳腺癌的发病率占女性恶性肿瘤的26%。亚洲虽然是低发地区,但发病率在中国逐渐上升,达到30/10万左右,最近某地报道达到49/10万,已经是美国发病率的一半,乳腺癌已经成为威胁我国妇女健康和生命的恶性肿瘤。随着我国人民生活水平的提高,蛋白质及脂肪摄入量的增加,月经初潮的提前,生育和哺乳的推迟和减少,乳腺癌的发病率将会继续增长。我国的乳腺癌发病年龄较西方国家早10年,为40～49岁,但30岁以后就有明显增加。因此,预防乳腺癌,已经刻不容缓了。

乳腺癌的发病率逐渐增高,已经成为危害妇女健康的主要疾病之一,那么,我们如何防治乳腺癌呢?

## 1.乳腺的自我检查

乳腺的自我检查是世界上许多癌症组织推荐的预防乳腺癌的重要举措。如,1999年,美国癌症协会推荐20岁以上的女性,应将每月做乳腺自查作为日常乳腺护理的一部分。因此,乳腺的自查已被作为筛查乳腺癌、自我控制健康的一种工具,是每个女性所必须掌握的方法。

在临床上,约80%的乳腺癌是患者自己先发现,然后再请医生确诊的。掌握正确的乳腺自我检查方法可以发现乳腺的早期异常情况,尤其是能够发现1厘米大小的乳腺癌,从而为乳腺癌的治疗争取了宝贵的时间。

乳腺的正规检查方法包括视诊和触诊。在检查之前需注意选定一个日期,最好在两次月经的中期检查。因为此时乳腺充血量少、柔软,较容易摸到肿块。检查时选择光线明亮的地方,脱去上衣和胸罩,充分暴露两侧乳房，面对镜子。正确的检查手法是用并拢的手指轻轻触按乳腺，不能用手抓捏，否则易将正常乳腺组织误认为肿块。

### 2.定期体检

健康妇女每1～2年应进行一次乳腺体检，如果发现乳腺包块则应及时到医院就诊。

### 3.定期做钼靶X线检查

钼靶X线是识别早期乳腺癌的"火眼金睛"，主要用于乳腺疾病的普查及乳腺癌的早期发现和早期诊断，被公认为早期发现乳腺癌的重要检查手段。

乳腺钼靶X线片不同于普通X线片，普通X线片对乳腺中正常组织与肿块影的鉴别能力很差，而乳腺钼靶X线片能精细地记录下不同穿透能力的软组织留下的X线影像，特别是能捕捉到对乳腺癌具有诊断意义的微小钙化灶。临床应用证实，它能发现小于5毫米的癌肿，可以至少比临床提前1年发现乳腺癌。如能结合定位穿刺检查，其诊断价值更大。因此，美国癌症协会提议：① 20～39岁妇女，每月做乳腺自我检查，每3年做乳腺体检，35岁以上妇女做基础乳腺X线摄片；② 40～49岁妇女，每月做乳腺自我检查，每年做乳腺体检，每1～2年做乳腺X线摄片；③ 50岁以上妇女，每月做乳腺自我检查，每年做乳腺体检和乳腺X线摄片。

当然，还有超声检查、乳腺导管造影检查、CT检查、磁共振检查、红外线扫描等检查也可以发现乳腺包块。

### 4.正确的治疗

发现乳腺包块应在专科医生的指导下，及时通过穿刺、活检或手术，取得标本送病理检查明确诊断，一旦确诊为乳腺癌应及时手术治疗。术后再行化疗、放疗和内分泌治疗。对于肿瘤较大者，也可先行化疗，待肿瘤缩小后再行手术切除。

因此，乳腺癌的防治关键在于提高对乳腺癌的认识，定期自我检查和定期体检结合。只要重视乳腺疾病的预防，早期发现、早期治疗，是可以获得较好的治疗效果的。

# 警惕小乳房隐藏大祸根

不久前，我做了1例乳腺癌的手术。这是1例小乳房的乳腺癌，也是我遇到的第2例类似患者。

那天下午，1例乳腺包块的患者拿着彩超单让我看，彩超显示右乳腺有一个0.7厘米大小的包块，形态欠规则，因我不在诊室，无法检查患者，就让患者先去做钼靶X线检查，回头再看。

1个小时后，患者回来说，因为乳房太小，钼靶X线无法做。我检查了患者，患者的乳房确实很小，彩超提示包块位于12点处，这是乳房的边缘，一般认为，这里的病变是比较容易发现的，但我检查患者，按照标准的乳房检查手段，没有发现明确的包块。但患者坚持说有包块，我再次检查仍觉得不明确，我决定第二天早上用彩超定位。第二天早上8点，我在彩超下看见包块是明确的，形态不规则，其内有细小钙化。我意识到这个患者的情况可能不好，就安排患者住院，谈话后做手术切除包块，术中快速切片证实为恶性肿瘤，行改良根治术，下午2点手术结束。

手术做完了，是一期的乳腺癌。能发现和治疗这样的患者应该是有成就感的。这个患者的接诊过程有惊无险，但回顾起来确实让我吓出了一身冷汗。

一般认为，大乳房容易隐匿病变，小乳房不容易藏乳腺癌，我做外科医生35年了，接诊过无数患乳腺疾病的患者，从事乳腺外科也有10余年了，对于乳腺的体检应该是没有问题的，但为什么这样一个连患者都坚信的包块，我竟然摸不出来？这是我遇到的第2例差点误诊的小乳房乳腺癌，我觉得需要总结一下了。

## 1.体检的方式需要改变

乳腺外科医生的体检是非常重要的，一个有经验的乳腺外科医生是可以发现70%乳腺癌的，体检的重要性是毋庸置疑的。那么，还有30%是需要借助其他手段发现的。

乳腺的体检要求是患者平卧，医生的4个手指在乳房表面触摸，我起了一个名字叫作"弹钢琴"，通过手指的深浅按压，来发现包块和评估包块的性质。在临床工作中，这一手法可以发现大多数的包块，但对于乳房较小的患者，可能就不适合了。如果包块较小块，平卧后胸壁的皮肤更紧，将包块压向胸大肌或者肋间，就更难发现了。相反，坐位或者是前倾位，或许就有利于发现小的包块。因此，我们要根据患者的乳房情况来决定体检的体位。

### 2.重视患者的主诉

一般认为，医生的体检是要比患者的主诉准确，但如果患者坚持自己的发现，我们就应该重视患者的主诉，不可轻易否认患者的发现。

### 3.必须结合影像检查

对于可疑病例，一定要借助彩超和钼靶X线等辅助检查，同时，应该提倡乳腺科的医生亲自到影像科室实地观看影像资料。本例患者就是在彩超引导下触摸包块，但仍然没有触得包块，手术中发现包块位于胸大肌的前方。因此，尽管这例患者的乳房较小，这或许就是没有触得包块的原因吧。

### 4.对于可疑患者应该及时活检

6年前，我收治了一例小乳房的患者，也是在乳房12点的边缘上可以触及一个黄豆大小的包块。这个包块是滚动的，边界是清晰的，甚至我还怀疑是不是皮下的包块，但手术的结果是乳腺癌。因此，由于乳腺癌是千变万化的，对于乳腺包块的诊断，必须获得病理资料，这样才能防止误诊和漏诊。

乳腺科的医生一般对于大乳房的患者检查警惕性高一些，而对于小乳房的患者就会放松警惕。因此，我们要重视小乳房的小包块的诊断，对于乳腺癌的早期发现、早期治疗，提高治疗效果是有着积极意义的。

## 钼靶拍片："火眼金睛"查乳腺癌

得了乳腺疾病用什么检查最好？人们众说纷纭，就连医生们的说法也各不相同。有的说B超最好，有的说红外线最好，有的说CT最好，那么，究竟什么检查最好呢？

目前国内外的专家认为，乳腺X线检查是诊断乳腺癌的最好诊断方法。其被称为识别早期乳腺癌的"火眼金睛"，主要用于乳腺疾病的普查及乳腺癌的早期发现和早期诊断，被公认为早期发现乳腺癌的重要检查手段。它和三苯氧胺一起被誉为20世纪乳腺癌的重大科技发现。

早在1913年，德国的一位外科医生就发明了乳腺X线检查方法；1970年法国的医生首先使用乳腺钼靶X线摄影技术。随着X线技术的不断进步，目前已经发展到用钼靶X线软片照相。乳腺钼靶X线片不同于普通X线片，其应用微焦点照相技术，使照片的清晰度大大提高，可以更清晰地显示乳腺的微小肿块和细小的钙化点，能捕捉到对乳腺癌具有诊断意义的微小钙化灶。临床应用证实，它能发现小于5毫米的癌肿，可以至少比临床提前1年发现乳腺癌。如能结合定位穿刺检查，其诊断价值更大。

在临床上，只有约10%的乳腺导管内癌可以触摸到肿块，90%的是触摸不到肿块的。乳腺导管内癌的X线特征是钙化出现率比较高，呈丛状分布，形态如细沙样、针尖样或短棒样，依靠乳腺X线摄影可发现特征性钙化而获得诊断。随着钼靶摄影技术的普及，乳腺导管内癌的诊断率明显增高。在美国，应用钼靶后，乳腺导管内癌占乳腺癌总数的比例从0.84%～5.6%上升至21%，其中大多数是由钼靶X线检出的。

有人认为，乳腺拍片本身就可能导致乳腺癌，而对钼靶X线持怀疑态度。的确，大剂量的接受X线是可能导致乳腺癌，科学研究发现，一次乳腺钼靶拍片所接受的射线量仅仅为胸透的1/10。因此，1年或几年做一次乳腺钼靶拍片是十分安全的。但是，35岁以下的女性，除高度怀疑乳腺恶性肿瘤的以外，一般不建议做乳腺钼靶X线检查，就是为了防止射线对乳腺导管的损伤；而35岁以上的妇女，乳腺导管开始退化，逐渐被脂肪组织替代，乳腺钼靶检查是安全的。

## 精神紧张可以诱发心脏病

我们知道，脑力劳动者的心脏病发生率高于体力劳动者，轻体力劳动者高于重体力劳动者，从事精神紧张的脑力劳动者特别容易发病。现已证实，以好胜心强、有时间紧迫感和好竞争为特征的Ａ型行为的人，发生心脏病的危险性增大。

有研究证实，精神紧张会导致高胆固醇血症，增加非酯化脂肪酸、儿茶酚胺和皮质类固醇，增加血液黏度。还有研究发现，有些脑力劳动者在紧张的职业活动中，胆固醇水平呈周期性增高，而在减低脑力劳动和休息后则下降；另外，高度精神紧张和剧烈的情绪波动会使血压升高，在一定程度上影响血管壁的营养。在美国，40岁前冠心病发作的人，几乎都伴有不同程度的精神紧张状态。

人在紧张时或受刺激时，体内产生大量的儿茶酚胺。动物实验证实，给动物静脉注射儿茶酚胺后，在电子显微镜下可见动脉内皮细胞收缩，甚至发生细胞损伤，细胞间隙扩大，低密度脂蛋白和极低密度脂蛋白从血流中进入动脉壁内膜下层的速率加快，这种情况如果长期或反复发生，就会促使动脉硬化的发生发展。

如此看来，精神紧张是会诱发心脏病的，长期在紧张环境中工作是不利于健康的。随着社会的发展，人们的生活节奏也日益加快，紧张的生活和社会竞争是不可避免的。那么，如何缓解紧张的情绪，减少心脏病的发生呢？

一是转变Ａ型行为，减少机体的过度反应，降低交感神经的张力，降低血黏度，减少血小板的黏附与聚集。可以通过定期的心理咨询矫正不利于健康的因素。大约有75％的Ａ型行为可以通过心理咨询改变，其心脏病的发病率和死亡率都可明显降低。

二是善于自我调节，培养自己良好的心态，学会自我缓解压力，学会苦中找乐，注意劳逸结合。同时，要能正确对待挫折，所谓"胜不骄，败不馁"就是这个道理。

三是加强体育锻炼。经常体力活动可以降低静息血压、血脂和增加纤溶蛋白的活性，使血液凝固性降低。体力活动有助于消除精神紧张，有利于防止动脉粥样硬化的形成，对心脏有一定的保护作用，最好能在儿童早期就培养适当的运动习惯。

许多疾病的发生是与人们的生活方式和行为方式有关的。大量研究表明，心脏病的发生与高血压，高脂血症，吸烟，酗酒，过分紧张，缺少运动，多盐、多糖、多动物性脂肪及少新鲜蔬菜、少水果的饮食习惯有关。只要我们改变自己不良的生活方式和行为方式，就可以减少这些疾病的发生。愿良好的生活和行为方式永远伴随着我们。

## 小肠为何会"落"到阴囊里？

我的一位朋友打电话问我，小肠为何会"落"到阴囊里？原来，朋友家80岁的亲戚因腹部疼痛8天，被送到医院后，医生发现，他的小肠"落"到了阴囊里，整个阴囊肿胀成皮球般大小，已经出现了腹膜炎，医生给他进行了手术治疗，切除了2米多的坏死小肠，而挽救了他的生命。

我们知道，小肠应该是腹部的脏器，而阴囊则是睾丸的"居住地"，小肠为什么会抢占睾丸的"地盘"呢？原来，睾丸的"祖籍"并不在阴囊，而是在腹腔的后上方，随着胎儿的发育，睾丸逐渐向下移动，在第7个月就沿着腹股沟管下降，到第8个月就"定居"在阴囊里了，随后睾丸下降时的通路也就逐渐闭锁了。

如果这个通路没有闭锁或者闭锁不全，腹腔内的脏器就可能进入阴囊，医学上称为腹股沟斜疝。由于进入阴囊的多数为小肠，因此，民间也称为"小肠气"，当然，阑尾、结肠、膀胱等腹腔内的其他脏器也可以进入阴囊。

如果这个通路较大，小孩出生后就会出现"小肠气"，小肠可以"自由"地出入阴囊，对人体的影响不大；如果这个通路较小，肠管不容易进入阴囊，由于咳嗽和用劲等原因，使腹腔内的压力突然增大，将肠管强行挤入阴囊，而不容易出来，就会出现嵌顿，称为"嵌顿疝"。嵌顿的时间长了，就容易把肠管"卡死"，导致肠坏死和穿孔，而引起腹膜炎，甚至导致患者的死亡。

因此，"小肠气"在临床上是一个小病，常可通过手术治疗获愈，最好在未发生嵌顿时就做手术修补，效果非常好。如果发生嵌顿，应及时到医院去就诊，医生可以通过手法复位将"侵略者""赶"回它的"老家"去，避免手术；如果手法复位失败，只有通过手术治疗。像这样嵌顿了8天时间，延误了治疗，是很危险的。

由此看来，关注身体发出的各种异常信号，及时到医院就诊，是减少疾病危害的"秘诀"。老年人是疝高发的人群，更应该注意嵌顿疝的可能性。老年人出现腹痛，一定要检查一下腹股沟区，看看有没有包块，以免延误诊断。

# 腱鞘炎是怎么回事？

现在手机和电脑日益普及，成为日常生活中不可缺少的工具。不久前，媒体刊出了一篇《沉迷游戏，手指屈伸困难》的文章，引起了人们的关注。

文章说，何先生突然感觉手指出现活动障碍，伸直、弯曲无法自如完成。经诊断，何先生是患了腱鞘炎，这跟他频繁使用手机有很大的关系。医生表示，肌腱长期过度摩擦就可触发腱鞘炎，出现肿胀、肌腱卡顿等明显症状。如今，腱鞘炎已经成为爱玩手机人群的常见疾病，若不及时治疗，可能发展为永久性的活动障碍。

看了这条消息，人们不禁要问，什么是腱鞘炎？它与玩手机有什么关系？其实，腱鞘炎是一个很常见的疾病，因为与使用手机和电脑联系起来了，就增加了一层神秘的面纱。

1.什么是腱鞘？

我们知道，人体的手和脚运动，主要是依赖肌腱的运动，通过肌腱的伸缩来精确控制人体的活动。为了避免肌腱的损伤，在肌腱活动范围较大的关节外面，就形成了腱鞘。

腱鞘就是套在肌腱外面的双层套管样密闭的滑膜管，就像我们家庭装修使用的护套电线一样，对肌腱起着保护作用。不同的是，它分内、外两层包绕着肌腱，内、外两层之间的空腔即滑液腔，内有腱鞘滑液。内层与肌腱紧密相贴，外层衬于腱纤维鞘里面，共同与骨面结合，具有固定、保护和润滑肌腱，使其免受摩擦或压迫的作用。

**2.什么是腱鞘炎？**

肌腱和腱鞘之间的间隙是很小的，正好能满足肌腱的正常运动。如果肌腱长期的过度运动，肌腱与肌腱之间，肌腱与腱鞘之间的相互摩擦，可发生肌腱和腱鞘的损伤性炎症，引起肌腱的肿胀，而形成腱鞘炎。肿胀的肌腱使腱鞘内有限空间缩小，压力增高，当肌腱运动时，其运动范围就会受限，而出现疼痛。腱鞘炎好发于上肢的手腕和手指，如，桡骨茎突狭窄性腱鞘炎、肌鞘炎、屈指肌腱狭窄性腱鞘炎、尺侧腕伸肌腱鞘炎等。

**3.腱鞘炎有哪些表现？**

不同部位的腱鞘炎可以有不同的表现，主要表现有：

（1）疼痛　在桡骨茎突等部位可出现疼痛，局部有压痛和肿胀，有时可触及硬块。

（2）屈指不便　狭窄性腱鞘炎可以出现手指活动不便，似扣扳机样感，又称为扳机指，以早晨最为明显，但活动几下后，即可见有好转。严重时可产生弹响，也称为弹响指。

（3）功能障碍　手腕部的腱鞘炎多影响关节的发力，运动时出现动作变形，严重的患者可以出现患肢不能提物。

**4.如何治疗腱鞘炎？**

腱鞘炎的主要治疗方法有：

（1）休息　找出原因，避免再从事这些活动，让病变部位得到充分的休息。

（2）物理治疗　可以在家用热水浸泡疼痛部位，也可到医院进行按摩等治疗。

（3）药物治疗　口服镇痛药物，减轻部位症状，以利于病情的恢复。

（4）局部封闭治疗　通过痛点封闭，来缓解症状，达到治疗的目的。

（5）手术治疗　对严重的狭窄性腱鞘炎经过上述治疗无效者，可考虑手术治疗或者小针刀治疗，行部分腱鞘切开，也就是将"电线"的"护套线"的外皮切开，让里面的肌腱不再受到挤压，而达到治疗的目的。

但腱鞘切开后，肌腱失去的保护套，对肌腱也是会有一定影响的。手术后，应该尽早加强手指的活动，避免肌腱粘连的发生。

### 5.信息时代怎么预防腱鞘炎？

现在手机和电脑越来越普及，点击手机屏幕和鼠标都是靠手指，可以说，我们在不同程度上都是"拇指族"，尤其是玩游戏时，手指活动频率较快，长时间反复多次地运动，是很容易得腱鞘炎的。那么，如何预防腱鞘炎呢？

（1）保持良好的生活方式　注意工作时保持正确姿势，避免关节的过度劳损，定时休息，对于伏案工作者更应该注意。

（2）避免长时间的工作　长期使用电脑的，应该定时休息，避免长期固定于某一个动作，避免长时间地玩手机等电子产品。

（3）保持正确的姿势　在洗衣、做饭、运动、编织毛衣、打扫卫生时，要注意手指、手腕的正确姿势，避免过度弯曲或后伸。

（4）注意缓解手部的疲劳　工作或使用手机一段时间后，可做手腕关节的旋转，或做握拳再放松的动作，可以缓解手部的不适。我们建议，每1小时应该做一次这样的运动。有条件的，用温水泡手也是一个不错的选择。

现代生活给我们带来了很多便捷和快乐，但如果不注意正确的使用，就可能将快乐变成痛苦。因此，我们如何既能充分体验现代科技的魅力，又能保护我们的健康，这是摆在我们面前的课题。

# 奇怪的"中风"

有一次上夜班，一到门诊部，就看见几个家属围着当班医生："你们这是什么医院，早上好好的，做了个复位就把人搞瘫了。"值班医生反复跟家属沟通，这个与复位和麻醉无关，如果卒中了，可能是一个巧合。

我一了解病情，确实是一个奇怪的病情：这是一位78岁的老年女性，患者因为在家干农活的时候，不慎摔伤了左肩，到医院拍片提示为肩关节脱位，考虑到患者的年纪较大，医生在全身麻醉下给患者做了肩关节脱位的手法复位。麻醉清醒后，患者出现说话不清楚，口角向右侧歪斜，但奇怪的是，患者可以自由地走动。麻醉后有可能发生卒中，这是麻醉的并发症，但如果是卒中，为什么患者还可以走路呢？

带着这个疑问，门诊医生请骨科和麻醉科的医生会诊了患者，麻醉医生说："患者做的是静脉全身麻醉，没有插管，复位很顺利。"为什么会出现这样的情况呢？为了慎重起见，医生们又请口腔科医生会诊，口腔科医生会诊的结果是，下颌关节脱位，经过手法复位后，患者恢复了正常，这一纠纷也得到了化解。

脑卒中也叫中风，它是以猝然昏倒、不省人事，伴发口角歪斜、语言不利而出现半身不遂为主要症状的一类脑血液循环障碍性疾病。

由麻醉引起的脑卒中临床上时有发生，但这例患者的症状有点蹊跷，竟然可以走路，这是临床上难以解释的，但是如果不考虑卒中，怎么解释患者麻醉后出现的语言障碍和口角歪斜呢？

我们知道，在全身麻醉中，为了防止患者的呼吸不畅，麻醉师常常会做一个托起下颌的动作，是不是这个动作导致了患者的下颌关节脱位呢？后来，我问了麻醉师，麻醉师告诉我，麻醉的过程很顺利，根本没有托过患者的下颌。那么，是什么原因导致患者的下颌关节脱位呢？唯一的解释就是患者的年纪大了，关节囊松弛了，一个轻微的动作，导致了患者的关节脱位。

肩关节脱位，又合并下颌关节的脱位，这在临床上是比较少见的。看来行医路漫漫，任何稀奇事情都可以遇到。这个患者给我们的印象和教训是深刻的：做医生，不仅仅需要经验，更需要细心，善于发现患者身上症状的任何蛛丝马迹，更重要的是，疑难的患者要经过多学科的会诊，才能及时发现问题。

# 鼻咽癌患者如何预防鼻出血?

一例鼻咽癌患者的家属咨询我,怎样预防鼻咽癌发生出血? 这位患者上周因鼻咽癌大出血,在某知名医院急诊住院治疗,近日才出院,家属都害怕再次发生大出血。我回答了他的有关问题。

鼻衄和头痛是鼻咽癌的两个最典型的症状。所谓鼻衄就是鼻子出血,鼻咽癌患者出现的出血常常是因为肿瘤破溃引起的,也可能是肿瘤侵犯颈部血管,导致的颈总动脉或颈内动脉破裂出血,还可能是肿瘤侵犯颅底,引起的上颌动脉破裂出血。出血的部位可以在鼻腔、鼻咽部和颈部。

我们认为,肿瘤本身并不会直接导致死亡,而是肿瘤引起的功能障碍,如,不能进食、不能排出大小便、引起大出血,导致休克和窒息等,这些原因导致了患者的死亡。对于鼻咽癌来说,出血引起的休克和窒息是导致死亡的主要原因。因此,加强对鼻咽癌出血的防范是有着重要意义的。

鼻出血可以根据出血的部位应用烧灼法、鼻腔填塞法、后鼻孔填塞法、鼻咽填塞法等局部止血办法,也可使用血管造影动脉栓塞法和颈外动脉结扎术,应该根据病情来进行选择。

值得提出的是,放射治疗是鼻咽癌的主要治疗方法,放射治疗可通过放射后的水肿,以及放射治疗后肿瘤创面的愈合,来达到止血的目的。而随着放射治疗的继续,肿瘤组织和其小静脉都逐渐萎缩,巩固了止血的效果。但这样的止血主要是控制静脉的出血,对动脉的出血效果较差。放射治疗后也可能会出现出血,其原因主要是肿瘤复发侵犯血管及放射性损伤。肿瘤放射治疗后鼻咽、鼻腔功能低下,黏膜干燥,容易出现合并感染及骨髓抑制等的出血。这类出血常比较凶险,死亡率很高。那么,如何预防出血呢?

① 保持鼻咽腔的清洁和湿度,可以使用盐水冲洗鼻腔或滴薄荷液等。

② 避免鼻腔感染，避免鼻腔损伤。不要挖鼻孔和用力擤鼻涕，以免损伤鼻黏膜，或者导致肿瘤破溃。

③ 注意饮食。多吃苦瓜等凉性食物，避免饮酒和食用辛辣的、过热的食物。

④ 对于有少量出血者，应该注意观察，可以使用麻黄碱滴鼻止血。

⑤ 对于出血量较大的，应该防治窒息，及时将口腔内的血液吐出；对行动不便或者意识不清者，应该将头偏向一侧，这些都是大出血后简单而有效的处理方法。同时要尽快拨打120，到医疗机构紧急救护。

综上所述，鼻咽癌大出血的处理是比较困难的，预后也不好。因此，做好预防工作，减少出血的发生，是有着重要意义的。

# 警惕马蜂蜇伤

随着生态环境的改善，马蜂也会出现在城市中了。一般来说，它们是不会主动攻击人类的，只有当它们感到受到威胁的时候，才会攻击人。

如点燃的爆竹冲击到蜂巢，就可能让马蜂对人发起攻击。那么，蜂蜇伤有什么危害呢？

很多人认为，蜂蜇伤是一个小问题，一般处理一下就可以了。对于轻症的伤员，这样的处理是可以的，但是，对于少数严重的伤员，被蜇伤后有可能出现过敏性休克和急性肾功能衰竭，甚至可以危及生命。

因此，对于出现全身反应或明显的皮肤红肿、水疱，甚至出现心悸、虚脱、呼吸困难或有休克症状者，应考虑为过敏性休克，应及时应用抗过敏和抗休克治疗，同时服用季德胜蛇药片治疗。

对发生血红蛋白尿的伤员，应用碱性药物碱化尿液，并适当补充液体，采用20%甘露醇以利尿；如出现少尿或无尿，则按急性肾功能衰竭处理，可行血液透析治疗。

因此，我们对马蜂蜇伤不能掉以轻心，对出现严重症状者，应该尽快到医院就诊，以免贻误病情。

# 间质瘤是一种什么疾病？

　　一天早上6点多钟，朋友找我，说早上要到我家来。我想，这么早到我家，一定有什么重要的事情。早上8点多，朋友来了，让我看一个患者的资料。原来，这是一例1周前因为低热找我咨询过的患者，由于没有任何的检查，我当时凭经验，建议他从结核和肿瘤方面去检查，现在检查考虑为结肠的间质瘤，右侧肾上腺有占位。朋友邀请我去医院看一下，到了医院，我了解了患者的病史，看了患者的影像学资料，乙状结肠有一个直径近3厘米的包块，右侧肾上腺也是一个直径3厘米的包块，诊断应考虑为间质瘤并右侧肾上腺转移，应该尽快手术治疗。朋友问我，什么是间质瘤呢？

　　胃肠道间质瘤是一类起源于胃肠道间叶组织的肿瘤，以前常被诊断为"胃肠道平滑肌瘤"或"胃肠道平滑肌肉瘤"。20年前我做的一个小肠平滑肌瘤的患者，几年后在总结资料的时候，再次复查病理切片，发现该患者就是间质瘤。这不是医生诊断的失误，是当时认识水平的问题。随着间质瘤作为一个新概念的出现，临床医生和病理医生逐渐接受了这一诊断名称。最近几年来，间质瘤的诊断病例数在逐渐增多，是因为发病率的增高，还是诊断和认识水平的提高，尚不得而知。

　　胃肠道间质瘤可以从食道一直到肛门，在整个消化道都可以发生。很多人关心间质瘤是良性肿瘤，还是恶性肿瘤。病理报告通常没有提示良性或恶性，很多临床医生也难以判断。肿瘤的病理诊断一般是依据病理检查结果，其实，间质瘤的良、恶性判断不仅仅是依靠病理切片。间质瘤的直径在5厘米以上，50个高倍视野中核分裂像超过10以上，就可以诊断为恶性间质瘤。这是唯一一个根据肿瘤的大小来判断良、恶性的疾病。

　　胃肠道间质瘤的临床表现与消化道恶性肿瘤是相似的，可以表现为出血、腹部包块和肠梗阻等。治疗的方法主要是手术切除，但手术切除后，由于间质瘤的生物学特性，发生复发和转移的概率较大。一般认为复发转移病例中，发生在腹膜达89%，在肝脏78%，在肺18%，在骨12%。目前，伊马替尼是唯一可以预防复发的药物。

胃肠道间质瘤总的5年生存率为35%，肿瘤完全切除的病例5年生存率可以达到50%～65%，对于良性的间质瘤则可能获得更好的效果。

听完我的介绍患者和家属释然了，因为他的肿瘤直径只有3厘米，当然最后的结果还要经过手术才能知道。

# 糖尿病与感染

糖尿病是一种常见的内分泌和代谢性疾病，医学家们在长期的临床工作中发现，它与许多感染性疾病有着密切的关系，如，有经验的外科医生对一些患疖和痈且经长期治疗不愈或反复发作的患者进行治疗时，往往会查一下血糖，结果发现是糖尿病在作怪。那么，糖尿病和感染有什么联系呢？

要回答这个问题，首先让我们看一看糖尿病是怎样发生的。在人的腹部有一个叫胰腺的器官，有一些细胞群像大海中的小岛一样分布在胰腺中，人们称它们为胰岛，它的总重量约为1克，只占胰腺的1%～2%。不过您可别小看它们，它们可分泌好几种激素，其威力可大了。

其中一种叫胰岛素的激素，掌管人体的各种营养物质的代谢的调节，促进糖与脂肪的储存，促进人体的蛋白质及其他生命物质的合成，以维持人体的生长发育和正常新陈代谢的需要。

而糖尿病的发生是由于胰岛素的分泌不足，或胰高血糖素的分泌过多所致。长期的胰岛素分泌不足，可导致广泛性的代谢紊乱，使糖、脂肪和蛋白质的合成代谢降低而分解代谢增加。由于蛋白质的严重消耗，组织得不到适当的修复，使人体的抵抗力减弱，容易罹患感染性疾病。

除了前面已提到的疖、痈等皮肤化脓性感染外，糖尿病患者结核病的发病率也较非糖尿病患者高两倍以上，且多为较重的空洞型肺结核。另外，糖尿病患者还可出现肾盂肾炎、膀胱炎等泌尿系感染，体癣、足癣、甲癣等皮肤真菌感染，女性患者还可出现霉菌性阴道炎，而且这些感染很难控制。

因此，对经长期治疗不愈或反复发作的感染患者，应考虑到其患糖尿病的可能，应及时行血糖、尿糖检查。对已确诊的糖尿病患者应积极治疗，防止感染性疾病的发生。饮食治疗是糖尿病治疗的基本措施，必须长期坚持，严格控制饮食，给予低糖、低热饮食，进餐必须定时、定量。药物治疗可在医生的指导下，应用胰岛素或口服降糖药治疗。同时，应学会注射胰岛素和自己检测血糖的技术，以随时调整治疗方案和剂量。只有血糖得到了控制，才能预防感染的发生。

# 肠梗阻是什么？

肠梗阻是临床上一种常见疾病，临床处理并不复杂，任何一个腹部外科医生对其诊治原则都了如指掌；但同时它也是一种十分凶险的疾病。说其凶险，是因为它的病情变化快，病情严重，手术指征的把握困难，后果难以预料。

**1.什么是肠梗阻？**

肠梗阻是指任何原因导致肠内容物通过障碍。实际上肠梗阻是一类疾病的总称，有几十种疾病可以引起肠梗阻。

在肠梗阻发生后，不但肠管的形态和功能将发生改变，还可导致全身酸碱、水和电解质平衡的紊乱，严重者会危及生命。如能正确诊断、及时治疗，大多能逆转病情的发展，而获得较好的效果。

**2.为什么说肠梗阻是一种凶险的疾病？**

我们先看一个临床病例。男性，28岁。突发脐周疼痛2小时，夜间急诊入院。体检：腹平软，脐周压痛阳性，无反跳痛，肠鸣音活跃，偶可闻及气过水声。腹部平片提示肠管胀气，门诊以"腹痛待查"收入院。给予抗炎、解痉和止疼治疗，病情没有缓解。第2天早上交班后查房，患者诉腹痛难忍。体检：板状腹，全腹压痛阳性，反跳痛阳性，肠鸣音减弱。腹部平片提示为肠梗阻。急诊手术探查，手术中见小肠扭转360°，肠管变黑，肠系膜血管搏动消失，诊断为绞窄性肠梗阻，肠扭转，肠坏死，行坏死小肠切除术，切除后仅保留了20厘米的小肠。术后患者一度出现肠功能障碍，经过数月调整后好转出院。

从本例患者看，这是一个典型的小肠扭转的患者，早期患者的症状重，而体征轻，辅助检查的阳性发现不多，没有引起临床医生的重视，仅仅经过了10个小时的观察，最后导致患者出现大面积小肠的坏死，给患者增加了痛苦和经济负担。

这一病例的教训告诉我们，肠梗阻患者的病情变化快，病情凶险，手术与非手术治疗的界限不明确，如果临床医生经验不足，或者缺乏责任心，极容易导致误诊、误治，甚至导致患者的死亡。因此，我们对肠梗阻的患者一定要提高警惕，反复多次地查看患者，把握患者的细小变化，才能最大限度地保证医疗安全。

### 3.肠梗阻如何分类？

肠梗阻的分类很复杂，至少有4种分类方法，这在所有疾病中是少见的。按照梗阻的原因分为机械性肠梗阻、动力性肠梗阻、血运性肠梗阻和假性肠梗阻；按照肠壁有无血运障碍分为单纯性肠梗阻和绞窄性肠梗阻；按照梗阻的部位分为高位（空肠）梗阻、低位（空肠）梗阻和结肠梗阻；按照梗阻的程度分为完全性肠梗阻和不完全性肠梗阻。

需要指出的是，在肠梗阻中，40%～60%是因为手术后引起的粘连性肠梗阻，随着腹腔镜技术的普及，粘连性肠梗阻的发生有望减少。

### 4.肠梗阻有什么表现？

肠梗阻的典型表现就是4个字：痛、吐、胀、闭。

（1）痛　就是腹痛。机械性肠梗阻发生后，梗阻部位以上的肠管发生强烈的蠕动，以希望肠内容物可以通过梗阻的部位，这就导致了腹痛；经过一段时间的蠕动，肠管的肌肉发生疲劳，而产生了暂时性的弛缓状态，腹痛也就随之消失，肠管经过一段时间的休息后，再次重复上述过程。因此，机械性肠梗阻的腹痛表现为阵发性绞痛，或者是持续性腹痛，阵发性加剧，同时伴有高调的肠鸣音，如果肠管内有积液，还可出现气过水音和金属音。

在临床上我们常根据患者腹痛的情况，来判断肠梗阻的严重程度，如果患者疼痛的时间短，间歇的时间长，说明患者的病情可能较轻；如果患者疼痛的时间逐渐延长，间歇时间不断缩短，甚至没有间歇期，说明患者的病情加重，甚至发生了肠绞窄，应该及时手术治疗。而麻痹性肠梗阻的患者，由于肠管没有蠕动，因此患者没有阵发性腹痛，只有持续性的胀痛，肠鸣音减弱或者消失。

（2）吐　就是呕吐。高位梗阻发生呕吐较早，低位梗阻发生呕吐较晚。

（3）胀　就是腹胀。高位梗阻腹胀不明显，低位梗阻和麻痹性肠梗阻的腹胀明显。

（4）闭　就是停止排便、排气。完全性肠梗阻患者，由于肠内容物不能通过梗阻部位，梗阻部位以下的肠管处于空虚状态，临床上表现为停止排便、排气。

### 5.如何诊断肠梗阻？

肠梗阻的诊断主要根据病史、体征和辅助检查来确诊，只要患者有腹痛和肛门停止排气、排便，结合腹胀和呕吐，就可以考虑为肠梗阻了。体检发现患者有压痛和反跳痛，肠鸣音亢进，有气过水音或金属音，就可以初步诊断为肠梗阻了。腹部平片可见肠管胀气和液平面，不同部位的梗阻可以有不同的表现，空肠黏膜的环状皱襞在肠腔扩张时显示为鱼刺骨状；回肠扩张时肠袢较多，显示为阶梯状液平；结肠胀气位于腹部的周边，显示为结肠袋的形状。对怀疑结肠梗阻的患者，可以用钡剂灌肠显示梗阻的部位和性质。此外，超声和CT对肠梗阻的诊断也有一定的价值。化验检查可以发现白细胞总数和中性粒细胞增高，血生化检查可发现水电、酸碱平衡的紊乱。

### 6.诊断肠梗阻需要回答的几个问题

大家或许认为，肠梗阻的症状和体征典型，辅助检查普及，诊断是很容易的。但其实，这种观点是错误的。我们诊断肠梗阻的时候，一定要回答下面6个问题：

（1）是否是肠梗阻？不是每个肠梗阻患者都有典型的四大表现的，如果不完全具备，就可能会与急性胃肠炎、急性胰腺炎、急性阑尾炎和输尿管结石等疾病相混淆。

（2）是否是机械性肠梗阻？一般情况下，机械性肠梗阻是具有上述典型表现的，但对于早期患者有可能没有腹胀；相反，麻痹性肠梗阻的患者可以表现为肠管胀气、扩张，甚至有阶梯样液平，容易误诊为机械性肠梗阻。因此，单纯根据辅助检查，不结合临床是不能诊断肠梗阻的。换句话说，肠梗阻是一个临床诊断，影像科室只能给出其影像学特征，而不要随意做出肠梗阻的诊断。

（3）是否是绞窄性肠梗阻？这个问题关系到患者的治疗方法的选择和预后，是非常重要的。一般认为，患者有下列表现者应该考虑为绞窄性肠梗阻：① 腹痛呈持续性剧烈疼痛，或者在疼痛阵发性加重的间隙期仍有持续性疼痛；② 病情发展快，迅速出现休克，抗休克治疗效果不好；③ 有腹膜炎的表现，伴有高热、心率加快，白细胞增高；④ 腹胀不对称，腹部有局限性隆起，或压痛性包块；⑤ 呕吐出现早而频繁，呕吐物、肛门排出物为血性；⑥ 腹部平片可见孤立性扩大的肠袢；⑦ 非手术治疗症状无明显改善。

（4）是高位肠梗阻，还是低位肠梗阻？高位肠梗阻早期就可以发生频繁的呕吐，而腹胀不明显；低位肠梗阻和结肠梗阻则相反，腹胀明显，而呕吐出现晚，并可呕吐出粪样物。X线检查可见低位肠梗阻肠袢在腹部的中央，呈"阶梯样"排列；结肠梗阻时，扩大的肠袢常在腹部的周围。

（5）是完全性肠梗阻，还是不完全性肠梗阻？完全性肠梗阻患者，会出现肛门完全停止排气、排便，呕吐频繁；不完全性肠梗阻肛门可以有少许排气、排便，呕吐和腹胀可以不明显，X线上见肠袢充气、扩张不明显。

（6）是什么原因引起的肠梗阻？如果是肿瘤、腹外疝、先天性畸形引起的肠梗阻，则需要手术才能解决梗阻的问题。在临床上，手术后引起的粘连性肠梗阻是最为常见的病因，这类患者由于再次手术解除梗阻的同时，也会形成新的创面，形成新的粘连，甚至又形成梗阻。而麻痹性肠梗阻是不需要手术治疗的。因此，回答这个问题非常重要，直接决定着患者的治疗方法。

**7.哪些肠梗阻需要外科手术处理？**

有可能需要外科处理的疾病有：肠内异物（肠石、寄生虫、大的胆石及粪块堵塞或嵌顿）；肠道内息肉、新生物、良恶性肿瘤或淋巴瘤堵塞；肠套叠；肠先天性异常（先天性肠道内闭锁，肠道有先天性的纤维幕或蹼形成，梅克尔憩室狭窄等）；肠道或腹膜炎症性病变（肠结核、克罗恩病、结核性腹膜炎、放射性肠炎及非甾体类消炎药物导致的肠道炎性溃疡所致的狭窄）；肠粘连（腹腔或盆腔手术后、结核性腹膜炎、克罗恩病等腹腔内慢性炎症性病变所致）；嵌顿疝；肠扭转；肠管内、外肿瘤；腹腔内炎症（腹腔内脓肿、重症胰腺炎）；肠系膜动静脉血栓形成。

### 8.肠梗阻怎么治疗？

肠梗阻的治疗主要是解除梗阻，纠正梗阻引起的水电酸碱平衡紊乱，可以分为非手术治疗和手术治疗两种治疗方法。

（1）非手术治疗　又称为基础疗法，也就是说，无论患者是否需要手术，都应该进行的基本处理，包括上胃管行胃肠减压、纠正水电酸碱平衡紊乱、抗感染、解痉、抑制胃肠道分泌等治疗。经过非手术治疗，一部分患者是可以缓解的。

对于粘连性肠梗阻，由于手术会加重粘连，因此原则上是尽量非手术治疗，除非出现肠绞窄。事实上，在临床实践中，大量的粘连性肠梗阻患者都是通过非手术治疗获愈的。

（2）手术治疗　主要是通过手术解除梗阻、祛除病因，具体的手术方法应根据患者的情况决定。

① 单纯解除梗阻的手术。如肠粘连松解术，肠切开取出结石、蛔虫、异物等，肠套叠、肠扭转复位术等。

② 肠切除术。肠道的肿瘤、肠管的狭窄和坏死，应做肠切除术。

③ 肠短路术。当梗阻部位切除有困难的时候，可以采取近端肠管和远端肠管吻合术，将梗阻部位旷置，多用于晚期肿瘤的患者。

④ 肠造口或肠外置术。对于梗阻部位复杂，或患者情况不允许的情况下，可以采取这种方式解除梗阻。

综上所述，我们认为，肠梗阻临床常见，诊断也并不困难，但是需准确把握患者的病情变化，认真、细致的观察，果断的决策，这些是确保患者安全的有效办法。

# 腰疼与腹主动脉瘤

　　腰疼和腹主动脉瘤似乎没有多大联系，但临床的病例告诉我们，它们是有一定联系的。

　　我曾在门诊遇到一位70多岁的患者，主诉腰部疼痛3天，体检发现腰椎3-4压痛阳性，考虑为腰椎间盘突出症，给患者开了CT检查。半个小时后，CT室的主任给我打来电话，问患者的病史，他的这一不同寻常的举动，引起了我的注意，我意识到患者的病情可能有变化。他告诉我，这个患者有腰椎间盘突出，还有主动脉夹层，这句话让我后脊梁冒汗，好险啊。记得十几年前，有一个产妇产后背部疼痛，当时考虑为受风寒所致，给予了对症治疗，第2天因为主动脉夹层破裂出血而死亡。有了那次的教训，我知道腹主动脉瘤这个疾病的凶险，我立即找到患者，让他躺下不动，通知家人将他转到专科医院去了。人们不禁要问：腹主动脉瘤是一种什么疾病呢？

　　腹主动脉是人体的一条主要的"干线"，负责人体腹部和下肢的主要血液供应，可以说是人体的一条生命线，正常腹主动脉直径1.5 ～ 1.8厘米。腹主动脉瘤是指腹主动脉的局部或普遍扩张，主动脉的直径大于正常直径的50%以上的病理改变，呈瘤样扩张，它在人体内就如同一颗定时炸弹，随时随地都有破裂的危险。一般认为，腹主动脉瘤直径接近5厘米，或半年内增加5 ～ 7毫米，即有较大破裂风险。腹主动脉瘤一旦发生破裂，动脉血高压喷射，可以迅速导致死亡，任何抢救都徒劳无效。

　　1.引起腹主动脉瘤的原因是什么？

　　腹主动脉瘤好发于老年男性，尤其是65岁以上，男女之比为10：3，导致腹主动脉瘤的常见的病因是动脉粥样硬化，还有动脉中层囊性变性、梅毒、先天性发育不良、创伤、感染、结缔组织病等其他少见原因。此外，吸烟、高血压、高龄等都是腹主动脉瘤的常见的危险因素。很多常见疾病也是腹主动脉瘤的高危因素，如，高血压会促进动脉壁的硬化，更容易发生扩张；糖尿病会降低动脉壁组织的修复重建能力，难以抵抗各种致病因子的攻击。人们将腹主动脉瘤的高发原因归纳为"八高一少"：高血脂、高血糖、高尿酸、高体重、高血压、高（血液）黏度、高年龄、高（精神）压力、运动减少。我们形象地说，腹主动脉就像一条自行车胎，长期的高压和老化，导致车胎变硬，最后形成车胎的"鼓包"，这个"鼓包"就是腹主动脉瘤。

**2.腹主动脉瘤与腰疼有什么联系呢？**

腹主动脉瘤多数患者无症状，常因其他原因体检而偶然发现。少数患者有压迫症状，以上腹部饱胀不适为常见。如果动脉瘤快破裂前，可以出现脐周及中上腹部疼痛。当动脉瘤侵犯腰椎时，可有腰骶部疼痛，若近期出现腹部或腰部剧烈疼痛，常预示瘤体濒临破裂。一旦动脉瘤发生急性破裂，可出现突发腰背部剧烈疼痛，迅速出现休克和死亡。如果破裂口在后腹膜，出血局限形成血肿，腹痛及失血休克可持续数小时或数天，但血肿往往有再次破裂入腹膜腔致死的可能。因此，腹主动脉瘤患者出现腰部的疼痛，往往是动脉瘤加重的表现，应该引起重视。

由于本病平时没有症状，往往在其他检查时发现，因此，我们对于腰疼的患者不要满足于腰椎间盘突出症的诊断，因为现代人，尤其是老年人，大多数都可以诊断出患腰椎间盘突出症，但其是不是疼痛的原因是值得商榷的。因此，我们对这类患者做腰椎CT是有可能发现潜在的腹主动脉瘤的。

**3.怎样治疗腹主动脉瘤？**

腹主动脉瘤的诊断一旦确立，就应该及时治疗，治疗的原则是防止这颗"定时炸弹"的随时引爆，治疗方法包括药物治疗、传统外科手术治疗和腔内治疗。

（1）药物治疗　主要是控制原发的疾病，对动脉瘤的治疗效果不好。

（2）传统外科手术治疗　行传统的外科手术修补，但手术风险较大，死亡率可达10%～20%，动脉瘤破裂后急诊手术的死亡率可达50%以上。

（3）腔内治疗　随着腔内治疗材料和技术的进步，越来越多的腹主动脉瘤可以行腔内治疗。采用经皮经腔内主动脉支架移植物置入术，将薄的涤纶或尼龙等材料编织的薄膜人造血管，与金属支架粘贴或缝扎在一起，形成以金属支架作为支撑的人造血管移植物，经过股动脉途径放置在腹主动脉瘤的血管腔内，使其紧密、牢固地粘附在正常的动脉壁上，在瘤腔内建立了新的血管腔，从而将动脉瘤与血管腔分离，达到腔内隔绝的目的。该方法不需要开腹手术，创伤小、并发症少，是一种较好的治疗方法，但治疗的费用较高。

# 主动脉夹层是一种什么病？

随着人们生活水平的提高，疾病谱也在发生变化，最近几年，网上多次出现"主动脉夹层"这个名词。主动脉夹层是什么病？

正常的动脉血管就像汽车轮胎一样由三层结构组成，动脉血管由内膜、中膜和外膜组成。而动脉夹层是由于血管内膜局部的撕裂，同时由于动脉血的强有力的冲击，使得血管的内膜逐步剥离、潜行扩展，在动脉内形成假腔，随着时间的推移，这种潜行的扩展逐步向前推进，最后导致血管的破裂。

### 1.主动脉夹层的病因

主动脉夹层是主动脉血管壁的异常和异常的血流动力学相互作用的结果。因此，导致主动脉夹层的原因就是：

（1）血管壁的结构异常　如，马方综合征、先天性心血管畸形、特发性主动脉中膜退行性变化、主动脉粥样硬化、主动脉炎性疾病等，可以导致主动脉管壁内膜的裂开。

（2）血流动力学改变　最为常见的原因是高血压，容易造成动脉壁的损伤，主动脉夹层患者几乎都存在高血压控制不好的情况。妊娠则是另外一个高发因素，与妊娠期间血流动力学改变相关。在40岁前发病的女性中，50%发生于妊娠期。

### 2.主动脉夹层的发病情况

主动脉夹层的男女发病率之比为（2～5）：1；发病年龄多在45～70

岁，最年轻的患者只有13岁。

### 3.主动脉夹层的临床表现

主动脉夹层开始无特异性症状，可以表现为背部的隐痛，常常误诊为腰背部的疼痛，一旦出现典型的表现，常常难以救治了。

① 典型的主动脉夹层表现为突发的、剧烈的、胸背部撕裂样疼痛，严重的可以出现心力衰竭、晕厥，甚至突然死亡；多数患者同时伴有难以控制的高血压。

② 主动脉分支动脉闭塞可导致脑梗死、少尿、腹部疼痛、双腿苍白、无力、花斑，甚至截瘫等。

③ 其他表现，如，周围动脉搏动消失，左侧喉返神经受压时可出现声带麻痹，在夹层穿透气管和食管时可出现咯血和呕血，夹层压迫上腔静脉出现上腔静脉综合征，压迫气管表现为呼吸困难，压迫颈胸神经节出现Horner综合征，压迫肺动脉出现肺栓塞体征，夹层累及肠系膜和肾动脉可引起肠麻痹乃至坏死和肾梗死等体征，还可出现胸腔积液。

### 4.主动脉夹层的辅助检查

确诊主动脉夹层的主要辅助检查手段是：CT血管造影（CTA）、磁共振检查（MRA）、彩超或数字减影血管造影（DSA）。此外，胸部X线片和CT也有一定的诊断意义，笔者有几例患者就是通过普通CT提示后，做进一步检查确诊的。

### 5.主动脉夹层的治疗

主动脉夹层的治疗有介入治疗和外科手术治疗，其中腔内介入治疗是一种微创的治疗方法，安全性较高。同时积极控制血压，缓解疼痛，也是必要的治疗。

有资料显示，主动脉夹层破裂十分凶险，其发病1周内的死亡率可高达50%，1个月内的死亡率可达60% ~ 70%。因此，我们应该将重点放在预防上，控制高血压对于主动脉夹层的预防、治疗、预后有着全面的影响，是最基本和不能忽视的预防和治疗手段。

# 毒蛇咬伤怎么办?

一些老年朋友经常会出去游玩。郊外、山间是蛇容易出没的地方。如何正确地预防和处理毒蛇的咬伤,是我们应该掌握的知识。

**1.远离毒蛇**

随着天气的逐渐变暖,蛇类的活动也开始增多,蛇类常栖息在草丛、石缝、枯木、竹林、溪畔或其他比较阴暗潮湿的地方。一般认为,蛇是不会主动攻击人类的,但当我们在上述地方参加户外活动或休息时,威胁到蛇的安全,就可能遭到蛇的攻击。因此,我们遇到蛇的时候,应该及时远离蛇,避免让它感到威胁,才能避免蛇的攻击。

我们在野外行走时,可以穿长靴或将裤子扎入鞋子里,避免腿部裸露在外,可避免蛇的攻击;行走的时候,手中可以拿一根木棍或者树枝,边行走,变拨弄前面的野草,可以起到"打草惊蛇"的作用。

**2.被蛇咬伤怎么办?**

(1)判断是否为毒蛇咬伤 由于蛇的种类较多,因此,必须看到或者抓到蛇,才能确定是什么蛇,是否为毒蛇。如果无法判断,也可将蛇打死,让专业人员来判断。如果没有看到或者抓到蛇,可以通过蛇咬伤的牙痕来判断是无毒蛇,还是有毒蛇:无毒蛇咬伤后,在皮肤上留下一至两排均匀而细小的牙痕;而毒蛇咬伤后,除了两排均匀而细小的牙痕外,还有1个以上(一般为2个)大而深的毒牙牙痕。

如果没有毒牙的牙痕,经过了半个小时左右,没有伤口局部的疼痛、肿胀、麻木和无力等症状,则可考虑为无毒蛇咬伤。只需要到医院对伤口进行清创和包扎,注射破伤风抗毒素针就可以了。

(2)注意毒蛇咬伤的表现 被毒蛇咬伤后,患者出现症状的快慢、轻重与毒蛇种类、蛇毒的剂量和性质有明显的关系,也与咬伤的部位、伤口的深浅以及患者的抵抗力有一定的关系。毒蛇咬伤后常有神经性蛇毒和血液性蛇毒两种毒素。

① 神经性蛇毒。表现为伤口局部出现麻木，知觉丧失，在伤后半小时后，出现头晕、嗜睡、恶心、呕吐和四肢乏力，严重者出现颚咽麻痹，甚至吞咽困难、口吃、垂涎、声嘶、失语、眼睑下垂和复视，最后可出现呼吸困难、休克、昏迷、呼吸功能衰竭，而导致死亡。

由于神经性蛇毒的吸收快，危险性大，且局部症状轻，常被人忽视。眼镜王蛇的毒液里主要含有神经性毒素。

② 血液性蛇毒。咬伤的局部迅速肿胀伴有疼痛，伤口周围的皮肤常出现水疱、皮下瘀斑、紫斑、组织坏死、伤口流血，严重时可出现全身广泛性出血，患者可伴有恶心、呕吐、发热，甚至出现休克、抽搐等表现，严重的患者可在6 ~ 48小时内死亡。

③ 混合性蛇毒。兼有神经性蛇毒和血液性蛇毒的症状，局部伤口的表现似血液性蛇毒的损伤，而全身的表现似神经性蛇毒的损伤。

（3）毒蛇咬伤怎么处理？ 对于毒蛇咬伤而言，时间就是生命，要尽快做出有效的处理，控制毒素的蔓延，及时到医院就诊。

尽快用一根布带或鞋带绑在伤口近心端的肢体上，以控制毒素的蔓延，每隔15分钟放松2 ~ 3分钟。应用冷盐水、肥皂水或0.1%高锰酸钾溶液反复冲洗伤口表面，以清除黏附在皮肤上的毒液；有条件者可以牙印为中心，消毒皮肤后，用无菌小刀将伤口的皮肤切成十字形；还可以通过挤压、拔火罐，或在伤口上覆盖4 ~ 5层纱布，用嘴在纱布吸吮，将伤口内的毒液吸出。同时，服用季德胜蛇药片，并可将蛇药涂抹在伤口周围。对于青竹蛇、蝮蛇、眼镜蛇等剧毒蛇咬伤时，应该及时到医院去注射抗毒血清。

### 3.毒蛇咬伤救治的误区有哪些?

毒蛇咬伤后伤员常常较为恐慌，而且病情凶险，变化快，关于毒蛇咬伤的救治，有着许多民间的传言，有的是有一定科学道理的，有的是错误的，具体来说：

（1）患肢结扎过紧和时间过长 人们认为，结扎得越紧，毒素吸收得越慢，越安全。其实这是错误的，肢体结扎后会引起患肢血运障碍，加上蛇毒本身会对肢体组织产生破坏，引起患肢坏死。因此，一般认为，患肢结扎不宜过紧，时间不宜过长，对眼镜蛇咬伤的患者，发生肢体坏死的可能性很大，一般不主张结扎。

（2）用口吸毒液　用口吸毒固然有一定的效果，但是如果吸吮者口腔或消化道有破溃，就可能将毒素吸入体内，而产生中毒，让救人者遭受"毒害"，这是不合适的。正确的做法是在伤口上垫5～6层纱布，让吸出的毒液吸附在纱布上，可以避免毒素产生新的损害。

（3）酒精消毒伤口　人们被蛇咬伤后喜欢用酒精消毒伤口，这是错误的。毒蛇的毒汁应该属于生物碱，而酒精作为溶剂，可以帮助毒素扩散。

因此，毒蛇咬伤后，应该学会正确的处理方法，同时积极打急救电话，经过初步的处理后，及时到医院由专业医生处理。

# 滑膜肉瘤是什么疾病？

### 1.肿瘤分为哪几类？

回答这个问题前，首先让我们来看一下肿瘤的医学定义和分类。肿瘤指的是在各种外界和自身有害因素的长期作用下，人体器官组织细胞过度增殖而产生的新生物。这些新生物没有正常的生理功能，也不按正常器官的规律生长，使得原有器官结构破坏，细胞功能丧失。

肿瘤可分为良性肿瘤和恶性肿瘤两大类。良性肿瘤边界清楚，一般不会发生转移，如我们常听到的脂肪瘤、纤维瘤等就属良性肿瘤，这类肿瘤对人体健康的影响较小，一般不会危及生命，有少数良性肿瘤也可发生恶变；而恶性肿瘤对人体的危害较大，并可发生转移和危及生命。

医学上又根据肿瘤的来源将恶性肿瘤分为两类。来自上皮细胞的肿瘤称为癌，如，胃癌、肝癌等；来自间叶组织的肿瘤称为肉瘤，如，骨肉瘤、胃肉瘤等。由于癌的发生率远较肉瘤多，为9：1，因此人们习惯上就将恶性肿瘤说成为癌症了，癌也就成为恶性肿瘤的代名词了。

### 2.肉瘤分为哪几类?

肉瘤约占成人恶性肿瘤的1%，占儿童恶性肿瘤的15%，是一种恶性程度比较高的恶性肿瘤。肉瘤可分为两大类，一是来源于软组织，如，来源于脂肪、肌肉、神经、神经鞘、血管以及其他结缔组织；二是来源于骨骼的骨肉瘤。

软组织肉瘤包含50多种不同的组织学亚型，最常见的亚型有未分化多形性肉瘤、胃肠间质瘤、脂肪肉瘤、平滑肌肉瘤、滑膜肉瘤和恶性外周神经鞘瘤等。软组织肉瘤最常见的好发部位为四肢（43%）、躯干（10%）、内脏（19%）、腹膜后（15%）和头颈部（9%）。

### 3.滑膜肉瘤有哪些表现?

滑膜肉瘤是临床上少见的恶性肿瘤，约占软组织肉瘤的8%，其预后比较差。有人统计了1950—2013年63年来世界文献中报告的四肢关节滑膜肉瘤462例。其中有年龄记载的305例，男性为176例，女性129例，性别比为1.3：1，男性多于女性；平均发病年龄为33.6岁，其中，20～30岁最为多见。

滑膜肉瘤的主要表现为包块，多发生于四肢关节附近，以膝关节最常见，也可发生于腕关节、肘关节、肩关节、前臂软组织、手指、足部，并容易发生转移和复发。

### 4.滑膜肉瘤怎样治疗?

滑膜肉瘤的治疗与其他恶性肿瘤的治疗一样，是以外科手术治疗为主的综合治疗，手术包括包块的切除和截肢，可根据肿瘤发生的部位、大小以及患者的意愿来决定手术的方式。记得十几年前，我们收治了1例膝关节滑膜肉瘤的女性患者，当时我们建议她行截肢手术，但患者坚决不同意截肢。我们一直随访至今，患者仍然存活，当然，这个例子可能是一个特例。通过这个特例，我们想告诉大家的是，涉及截肢手术，一定要征得患者本人的同意，才能获得好的效果。

手术完成后，还应该进行放射治疗和化学治疗，还有免疫治疗、生物治疗、靶向治疗和中医治疗等多种方法。

# 患全身多发性脂肪瘤怎么办？

经常有中老年人因全身多发性包块到门诊看病。最近，我收治了1例全身多处脂肪瘤的患者，经过详细的检查发现患者身上有126个皮下包块，主要聚集在腰背部、腹部和四肢，最大的包块直径有5.5厘米，最小的包块有0.5厘米。手术前，患者希望我跟他介绍一下相关的知识。

### 1.脂肪瘤从哪里来？

脂肪瘤是由成熟的脂肪细胞增生而成的良性肿瘤，多发生于皮下。脂肪瘤周围有一层很薄的结缔组织包膜，其内的脂肪细胞可被结缔组织束分成分叶状。两个或两个以上的脂肪瘤称为多发性脂肪瘤。一般认为，脂肪瘤的发生是局部脂肪细胞的增殖，造成脂肪细胞的数量增多，而不是脂肪细胞的局部膨大。

### 2.哪些原因可以导致脂肪瘤？

随着人们生活习惯的改变，多发性脂肪瘤的患者数在增多，导致脂肪瘤的原因有哪些呢？

（1）不良的饮食习惯　过度饮酒，经常进食肥肉、动物内脏等含胆固醇较高的食物，可以导致脂肪细胞的增生，使体内过多的脂肪细胞聚集，而形成脂肪瘤。

（2）不良心情的影响　现代人的工作压力过大，生活压力过大，人际关系过于复杂，可以影响心情，而造成气血淤滞，使得正常的脂肪组织和淤血交织在一起，如果郁闷的心情长时间得不到缓解，结缔组织就可包绕脂肪组织，而形成脂肪瘤。

（3）不良的生活习惯　现代人崇尚夜生活，经常熬夜、吃夜宵等不良生活习惯会使人体对脂肪的分解能力下降，原有的脂肪组织和新生的脂肪不能正常排列，而形成异常的脂肪组织，这就是脂肪瘤。

（4）不良的基因作用　从20世纪90年代开始，对脂肪瘤的分子遗传学研究证实，55% ~ 57%的脂肪瘤病例发生了染色体异常，表现为染色体的易位、重排或融合，这些染色体的异常导致了相应基因的突变和扩增。现在认为，这些基因的异常在脂肪瘤的发生中起到了主要的作用。

在临床上，我们可以见到这样的现象：父代的单发脂肪瘤，子代可以出现多发性脂肪瘤；而父代的多发脂肪瘤，子代中可以出现单发或多发性脂肪瘤，这正好与上述的基因改变的理论是相吻合的。

国内也有学者认为，脂肪瘤的致瘤因子是脂肪瘤形成的真正原因。在正常情况下，脂肪瘤的致瘤因子处于失活状态。当人体内的环境发生改变，人体的"健康卫士"——淋巴细胞和单核吞噬细胞等免疫细胞对致瘤因子的监控能力下降，加上人体脂肪代谢的异常等诱因的作用，使脂肪瘤的致瘤因子活性加强，与细胞内的某些基因片段结合，最后形成了基因的异常突变，导致脂肪组织的沉积，最终形成脂肪瘤。

**3.多发性脂肪瘤好发于人体哪些部位呢？**

一般认为，多发性脂肪瘤好发于肩、背、臀部及大腿内侧，头部也常见。但我们遇到的这例患者主要集中在腰背部和腹部、双侧上肢和大腿。

**4.多发性脂肪瘤有哪些表现呢？**

多发性脂肪瘤患者一般没有特殊的不适，主要表现为体表的包块，形状呈圆形或椭圆形，有的可以呈分叶状，有的可以出现疼痛感，太大的脂肪瘤可以出现压迫症状。

**5.得了脂肪瘤怎么办？**

脂肪瘤的发展缓慢，大多对机体没有严重的不良影响，一般不会发生恶变。因此，对这类患者是可以观察的。

手术是唯一有效的治疗方法，我们可以采用常规的手术切除，也可以采用吸脂的方法。本例患者126个包块，是比较罕见的，如何处理，这是摆在我们面前的难题。全部切除对患者的损伤太大，而且局部麻醉药物会超量，会引起局部麻醉药物的中毒。因此，我们认为，多发性脂肪瘤的手术指征为：

① 用于活检。对于多发性皮下包块，可以取1 ~ 2个比较大的包块，手术后进行活检，明确病理诊断。

② 有压迫症状的脂肪瘤。

③ 出现疼痛者。

④ 影响美观者。

⑤ 影响功能者。

但那位患者要求是全部切除，经过与患者交流后，患者同意先切除一部分。最后，我们商定切除22个较大的包块，手术进行了3个小时，获得了圆满的结果。

# "三伏天"要防哪些病？

"三伏天"是一年中气温最高，而且又潮湿、闷热的日子，也是心脑血管疾病的患者最难度过的时期。气温的不断升高，户外在阳光的照射下，滚滚热浪让人难以适应，在这样的天气里，人们的饮食和睡眠都会受到一定的影响。如果人体的调节功能不好，或者患有慢性疾病，不能适应环境的变化，会导致疾病的发生或者加重原有的疾病。那么，在炎热的夏天，我们如何预防疾病，保护自身的健康呢？

"三伏天"给人们健康主要带来两个方面的问题：一是环境的变化导致原来的疾病加重；二是因不能够适应环境而产生的新疾病，我们将常见的疾病讨论如下。

## 1.心血管疾病

在"三伏"炎热的天气里，人体的新陈代谢加快，耗氧和耗能增加，加上人体大量的出汗，体内水分流失较多，血液黏度增加，会导致心、脑血管疾病的加重，甚至出现危险。

（1）高血压　是最常见的慢性病，原发性高血压占高血压的90%以上，其确切的发病原因还不十分明了。一般认为，与遗传、饮食等多种因素有关，还有一个重要的原因就是血压的调节机制失衡，如，小动脉结构的改变、血管壁顺应性的降低、血管的舒缩状态和血液黏度的改变等。在炎热的夏天，高血压患者血流加快，血液黏度增加，会导致脑卒中、心肌梗死、心力衰竭和慢性肾脏疾病等严重并发症的发生。

（2）冠心病　是冠状动脉粥样硬化性心脏病的简称，是一种由冠状动脉器质性狭窄或阻塞，引起的心肌缺血、缺氧或心肌坏死的心脏病，多由动脉粥样硬化或血管痉挛所致。由于动脉粥样硬化导致血管狭窄，加上炎热天气的血流加快，患者常表现为突然出现的胸前区疼痛、气短、大汗淋漓、面色苍白，患者可以被迫停止活动，停止活动后，经过休息，也可在数分钟内自行缓解。

（3）心肌梗死　天气炎热，人体大量出汗，如果没有及时补充水分，会造成血液黏度升高，心脏负荷增加；过度贪凉，容易诱发冠状动脉反射性痉挛，血管收缩；情绪激动，会增加心肌的耗氧量；同时，如果冠状动脉存在病变，会发生冠状动脉血供急剧减少或中断，引起心肌的急性缺血性坏死，可表现为突发、剧烈、持续性的胸骨后压榨性疼痛，可发生心律失常、心力衰竭、休克，如不及时抢救可危及生命。

（4）脑血管意外　是由脑部血液循环障碍，导致以局部神经功能缺失为特征的一组疾病，包括颅内和颅外动脉、静脉及静脉窦的疾病，但以动脉疾病为多见。

夏天由于气温较高，容易引起血压的波动、情绪紧张、血液黏度上升和睡眠不好，加上有高血压和动脉粥样硬化等疾病，就容易导致脑血管意外的发生。

如何预防心、脑血管疾病的发生？

第一，吃药按时不马虎。在炎热的夏天，要控制原发疾病，按时吃药，如：高血压病的患者应将血压控制在140/90mmHg以下，这样可以有效地预防心血管急症的发生。

第二，不发脾气，让内分泌正常。夏天天热心烦，交感神经兴奋性增高，是容易发火的季节，发火后，血压升高。不要动不动就生气，情绪不稳等也是导致血管堵塞，甚至引起心肌梗死的重要原因。

第三，不渴也要喝水。天热人体出汗较多，水分丢失得多，应该多喝水，尤其是有心脑血管疾病的人，更应该多喝水，这样可以降低血液黏度，有利于防止心脑血管急症的发生，应该提倡喝绿茶、吃西瓜。喝水不要到口渴的时候再喝，口不渴也要喝，要保证每天有1500毫升尿液排出。

第四，不要过度贪凉。在炎热的天气里，空调是必不可少的，但是空调也是一把双刃剑，不用空调影响健康，但长期使用空调对老年人也是不利的。因此，再热也应该慢慢降温，过分贪凉会导致心血管系统的剧烈收缩，容易诱发心肌梗死。同样，冲冷水澡及快速、大量喝冷饮也是危险的。

第五，不欠睡眠，让生物钟正常。因为天气炎热，人们往往休息得很晚或者休息不好，会引起心情烦躁，使得交感神经兴奋性增加，导致心率加快、血管收缩、血压升高。同时，由于大量出汗，使体液大量流失，血液黏度增高，如果既往有高血压等基础疾病，就可能加重病情，甚至导致心脑血管堵塞、冠状动脉供血不足，而引起心肌梗死和脑梗死的发生。

因此，在夏天充足的睡眠是可以减少冠心病、高血压、急性心肌梗死、心力衰竭等疾病发生的。

第六，慎行晨练。早上6～11点是交感神经兴奋性比较高的时候，是心血管病发病的"魔鬼时间"。因此，在炎热的夏天，不建议大家从事过多的、强度过大的运动，老人的晨练也应该减少，或者取消，以免发生危险；如果要晨练也要选择凉快的、通风好的地方进行力所能及的活动。

第七，不困也要睡午觉。午休是人体一天的加油站，在夏天高温季节对健康尤为重要。有资料显示，不午睡冠心病患者的死亡率比午睡冠心病患者的要高30%，这就说明午睡可以降低心脏意外事件的发生率。

第八，饮食清淡有营养。夏天人们的胃口不好，不想吃东西。但一边是消耗过大，一边是补充不足，这样就带来了健康的隐患。因此，在夏季建议吃清淡、容易消化的食物，如，稀饭、蔬菜和瘦肉汤等，而要尽量避免吃大荤大油的食物。

### 2. 中暑

中暑是易在高温环境（一般指室温 > 35℃）中发生的一组急性疾病。

（1）中暑常见原因　高温环境或烈日曝晒下从事活动，且无防暑降温条件；环境中湿度较高和通风不良；高龄、体弱、疲劳、肥胖、饮酒、脱水、失盐、穿着紧身不透风的衣裤等；发热、甲状腺功能亢进、糖尿病、心血管病、广泛皮损、先天性汗腺缺乏等。

（2）中暑的分型　按照中暑的发病机制和临床表现，常分为三型。

① 热射病，是由于高温引起人体的体温调节中枢功能发生障碍，导致人体的热平衡失调，使得体内的热量不能排出，而导致热量在体内蓄积，而出现高热、无汗、意识障碍等表现。由于头部受日光直接曝晒的热射病，又称日射病。

② 热痉挛，又称中暑痉挛，在高温下大量出汗，仅补充水分而补盐不足，导致体内低钠，表现为阵发性四肢肌肉、腹肌，甚至肠平滑肌疼痛性抽搐，可伴有恶心、呕吐，多见于年轻的运动员和高温下的体力劳动者。

③ 热衰竭，是由热痉挛发展而来，如果热痉挛没有得到有效的控制，由于严重脱水和电解质丢失，引起低血容量和低钠血症，表现为体温在38℃以下或正常，冷汗淋漓、脉搏细弱、血压降低，引起虚脱或短暂晕厥，后者又称热昏厥，甚至导致死亡。

（3）中暑的治疗　首先要快速降温，脱离炎热环境、抑制产热和积极降温。对先兆或轻症中暑患者应迅速转移至阴凉通风处休息或静卧；口服凉盐水或清凉含盐饮料；重症的患者应该及时送到医院进行抢救。

（4）中暑的预防　首先要躲避烈日，避免长时间暴露在阳光下；对于必须到现场干活的人应该做好遮光防护，同时要备防暑药，如，人丹、十滴水、藿香正气水、清凉油、无极丹等；及时补充水分；要保证足够的睡眠；加强营养等。

### 3.消化道疾病

急性胃肠炎和痢疾等疾病，它们共同的特点是食用了不干净的食物引起的。

（1）急性胃肠炎　有恶心、呕吐、腹痛、腹泻等表现，发病突然，但恢复也较快。

（2）痢疾　是一种急性肠道传染病，常有发热、腹痛、里急后重、大便脓血等主要表现。

治疗：给予抗生素治疗，对腹泻次数较多的要给予补充液体和电解质，以防脱水和电解质紊乱。同时，一旦确诊为细菌性痢疾，还要进行隔离，避免传染给其他人。

预防：把好"病从口入"这一关，做到"饭前便后要洗手"，不吃变质和存放时间长的食物，尽量吃新鲜的食物，对剩菜和在冰箱里存放过的菜必须要热透，并确保没有变质，方可食用。

### 4.皮肤疾病

在"三伏天"里，人们出汗多，皮肤潮湿，皮脂腺分泌旺盛，容易堵塞毛囊，而感染各种致病菌。同时，皮肤容易被蚊虫叮咬。因此，在"三伏天"里，人们患皮肤病的概率大大增加。常见的皮肤病有：

（1）毛囊炎　是指葡萄球菌侵入毛囊而引起的化脓性炎症。本病多发生在有毛发的地方，好发于头部、颈部、臀部、肛周等部位，开始为红色丘疹，逐渐变成丘疹性脓疱。

治疗：可口服抗生素，局部外涂活力碘，一般可控制，如果经过治疗效果不好，并出现红肿加剧，则可形成疖或痈，则需手术切排。

预防：保持皮肤的干燥，注意皮肤卫生，用肥皂洗手可以去除绝大多数的细菌。

（2）足癣　又称为脚气、香港脚，是一种常见的真菌感染性皮肤病，主要表现为水疱，主要出现在趾腹和趾侧，最常见于三四趾间，足底亦可出现，为深在性小水疱，可逐渐融合成大疱。因病情发展或搔抓，可出现糜烂、渗液、甚或细菌感染，出现脓疱等，还可出现脱皮或皮肤发白湿软，也可出现糜烂或皮肤增厚、粗糙、开裂，同时伴有剧痒，严重的可出现局部化脓、红肿、疼痛，腹股沟淋巴结肿大，甚至形成小腿丹毒和蜂窝组织炎等继发感染。

潮湿温暖的环境适合真菌生长，在夏季天热多汗，许多人喜欢穿不透气的鞋袜，为真菌的生长提供了条件，这就是为什么夏天足癣高发的原因。

治疗：根据不同的表现选用不同的处理方法，水疱鳞屑型选用联苯唑霜；浸渍糜烂型给予3%硼酸溶液、0.1%雷夫奴尔湿敷，待渗出减少后再给予枯矾粉、咪康唑粉外用，待皮损干燥后再外用霜剂、软膏；对角化过度型无皮肤皲裂可用复方苯甲酸软膏。

预防：足癣要彻底治疗，合并甲癣的要同时治疗，以消灭传染源；保持脚的清洁与干燥，洗脚或见水后，应将脚擦干，穿透气性好的鞋袜；不与他人共用鞋、袜、拖鞋、浴巾、面盆、脚盆等。

（3）湿疹　是由多种内、外因素引起的表皮及真皮浅层的炎症性皮肤病，急性期皮损以丘疱疹为主，有渗出倾向，慢性皮损以苔藓样改变为主，易反复发作。好发于头面、四肢屈侧及会阴等部位。其特点为剧烈瘙痒，皮损多形性，对称分布。

治疗：急性无渗出的可用糖皮质激素霜剂，渗出较多的可用3%硼酸溶液冷湿敷，减少渗出后，用糖皮质激素霜剂，可用油剂和霜剂交替使用；亚急性期可用糖皮质激素乳剂、糊剂，也可使用抗生素；慢性期可用软膏、硬膏、涂膜剂治疗。

预防：注意避免各种致病因素，发作期要避免食用辛辣食物，避免饮酒，避免过度洗烫。

（4）夏季皮炎　是由于夏季高温引起的一种季节性的炎症性皮肤病，夏季皮炎顾名思义，就是夏天好发，由于持续性高温、天气闷热和湿度较大引起，常在6～8月份发病。好发于成人，女性多见。

皮损对称发生于躯干、四肢，尤以小腿伸侧为甚。表现为大片鲜红色斑，在红斑基础上有针头至粟粒大小的丘疹、丘疱疹。伴有剧痒，搔抓后可出现抓痕、血痂，久之皮肤粗糙增厚。天气凉爽后可很快消退。

治疗：治疗可外用清凉、止痒的药物，如炉甘石洗剂；瘙痒明显者，可复用抗组胺药物治疗。

预防：通风降温，衣着宽松，保持皮肤的清洁和干燥。

（5）虫咬性皮炎　可由螨虫、蚊子、臭虫、跳蚤、蜂等昆虫叮咬或毒汁刺激引起，在夏天最多见的就是蚊子的叮咬，虫咬性皮炎是在皮肤上可见针尖大小的咬痕。蚊虫叮咬后，可以没有反应，也可出现瘀点、风团、丘疹或瘀斑，并可出现皮肤瘙痒，严重的可以出现过敏反应。

治疗：可给予外用糖皮质激素霜，严重的口服抗组胺药物。

预防：加强防护，注意灭蚊。一旦被蚊子叮咬后，要注意避免过分挠抓，以避免发生感染。

（6）痱子　又称"热痱""红色粟粒疹"，是由于在夏季或高温闷热环境下的一种常见的表浅性炎症性皮肤病。在高温和闷热的环境下，人体出汗过多，汗液蒸发不畅，使角质层浸渍肿胀，导致汗管堵塞、变窄、汗管破裂，汗液外渗入周围组织而引起。

主要表现为小丘疹、小水疱，可分为白痱、红痱、脓痱和深痱。好发于夏季，多见于排汗调节功能较差的儿童和长期卧床患者。由于瘙痒而过度搔抓可致继发感染，形成毛囊炎、疖或脓肿。

治疗：外用薄荷炉甘石洗剂和痱子粉，脓痱可用2%的鱼石脂炉甘石洗剂、黄连扑粉治疗。瘙痒明显者，可用抗组胺药物治疗。脓痱严重者可用抗生素治疗。

预防："三伏天"应保持环境的通风、散热，人体衣服宽松、透气，保持皮肤的清洁和干燥。

只要我们有良好的生活习惯，认真做好自我保健，是可以减少"三伏天"对我们健康的影响的。让我们安全、健康度过炎热的夏天。

# 老年人为何一摔跤，就是股骨颈骨折？

最近，79岁的杨爹爹在家坐板凳的时候，不慎坐歪，摔倒在地，当家人将他扶起的时候，他就不能站立了。家人赶紧把他送到医院，医生检查，双侧髋关节并没有压痛，左侧大腿屈曲的时候，老人说疼痛。拍片证实为左侧股骨颈骨折。

其实，这样的病例在老人中是很常见的，也有人称之为"人生最后一次骨折"，那么，为什么老人一摔跤就发生股骨颈骨折呢？其原因有4点。

### 1.骨质疏松

我们知道，人体的骨组织是一个代谢旺盛的器官，骨的新生和改建活动在持续不断地进行。在成年时期，破骨细胞的重吸收和成骨细胞的成骨活动处于动态平衡，可以维持骨骼的正常功能，可以抵御一定的外力。但随着年龄的增大，成骨细胞的活性逐渐降低，破骨细胞的重吸收功能相对增强，这就打破了破骨和成骨之间的平衡，导致骨组织的钙含量逐渐减少，骨骼变得疏松。这时尽管骨骼的外形没有发生改变，但骨骼的内在结构已经发生了改变，骨骼的弹性减少，脆性增加，表现为承受外界力量的能力减弱，甚至有轻微的外力，就可能发生骨折。打一个形象的比方就是，我们要想折断一个生长的树枝，是需要用一定力量的，而要折断一根枯树枝，则非常容易，这是股骨颈骨折的内在因素，也是主要的因素。

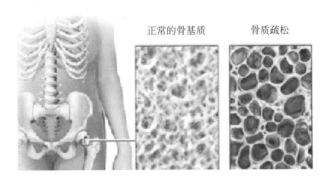

正常的骨基质 　　 骨质疏松

### 2.骨质相对薄弱

股骨颈位于松质骨和密质骨的交界处。在这个地方密质骨相对较薄弱，是应力上的弱点。在正常站立时，双侧髋关节分别承受人体的重量，而单足站立时，人体的重量就集中在一侧了，加重了髋关节的负担。当老人发生跌倒时，全身的重量可能压在一侧的脚上，这时，最薄弱的股骨颈就首当其冲，如果不能承受这突如其来的重量，就容易发生股骨颈骨折。

### 3.老年人反应能力减弱

老年人的反应能力减弱，步态变缓，遇到障碍物，躲避的能力下降，容易发生跌倒。

### 4.老人的精神或者行为异常

还有一些老人可能患有老年痴呆症，会出现精神或者行为的异常，甚至出现幻视或者幻听，而迫使他去做一些危险的事情，从而导致摔伤。

因此，我们认为，随着年龄的增长，老年人发生摔倒的可能性也是逐渐增加的，有的时候也是难以避免的。那么，怎样预防老人发生股骨颈骨折呢？

　　第一，加强对老年人的照顾，防止摔跤的发生，但这一措施也是理论上的，因为意外何时发生，谁也无法预测；同时，无论如何照顾，也不可能24小时不离人。

　　第二，加强对老人的保护，清理环境中的障碍物，避免地上有水，在卫生间进行防滑处理，可以有效避免老人发生摔倒。

　　第三，对行动不便的老人，要叮嘱他不要随意走动，必须在有人搀扶的时候，才能活动。对于能够活动的老人，最好借助拐杖活动，以免跌倒。

　　第四，遇到雨雪天等恶劣的天气时，应尽量少外出，以免发生意外。

　　一旦发生意外摔倒，应及时到医院就诊，经过拍片作出诊断。如果确诊为股骨颈骨折，只要身体情况允许，应该及时手术。手术可以行多钉固定、钢板固定和人工股骨颈置换术，可以根据具体情况选择。

健康知识篇

# 患者"点医"害处多

在门诊坐诊，经常可以见到患者直接向医生"点医"：我要做某某检查；我要开某某药物。其实，这是非常有害的。

以前看病一般被称为求医，也就是说，是患者找医生，医生怎么说，患者就应怎么做。随着医学知识的普及和医疗模式的改变，这种医疗方法显然跟不上形势的发展了，在许多医院，医生看病得和患者"商量"，也就是将病情和治疗的方法向患者或家属做全面的介绍，并且分析各种方法的利弊，由患者或家属来选择可以接受的方案。

我们知道，患者就诊有一个重要的权利，就是知情同意权，通过这种方法可以加强与患者的沟通，让患者充分了解治疗的情况，减少医疗纠纷的发生，其前提是必须符合医疗原则。但过分和不正确的"点医"也是有害的。

## 1.患者"一指"险误诊

2010年，我在门诊接诊了一个40多岁的患者，她因腹痛做了B超，患者的B超报告单显示："肝胆正常"。我询问了患者的腹痛部位，患者在肚子上一指说："就是这里痛"。从患者指的部位看，应该是右上腹痛，但超声检查正常。为了防止误诊，我让患者躺在床上检查一下，可患者说，这是老毛病了，前面的医生都没有检查，你为什么非要检查不可。我反复向她说明了检查的重要性，患者才不情愿地躺下了。经过体检，才发现患者是右下腹部疼痛，是典型的阑尾炎，手术证实为急性化脓性阑尾炎。

点评：其实，患者用手指点的腹痛部位并不是很准确，就是医生体检，有时也不一定能完全肯定疼痛的部位，这是由于内脏神经的定位不准确引起的。

如果不是笔者坚持要检查患者，就可能导致误诊发生。导致患者不愿体检的原因有：

① 一些患者对于自己的病情过于自信，自己作出了诊断；

② 一些患者出于害羞，而不愿意检查；

③ 医生过于自信，凭经验就作出诊断。

应该说，医学是一门复杂的科学，各种疾病的差异是很大的，一定要有科学的头脑、科学的态度、科学的思维、科学的精神。无论是医生，还是患者，一味凭借自己的经验是不可取的。

**2.高科技的检查也有出错的时候**

在医院，常常会遇到患者"点检"：我要做B超，我要做CT。甚至为此而引发纠纷。

2001年5月，某医院一位患者因为B超检查结果在病房与医护人员发生争执，患者认为几次B超结果不符合，说明医院的诊断水平不行，耽误了病情。经过了解，患者是胆囊切除术后，再发胆总管结石。几次B超有的发现了结石，有的没有发现结石。患者认为，这么高科技的检查是不应该出错误的。医生反复向他介绍了疾病的诊断过程——疾病的诊断应该是由医生通过询问病史、体检和进行必要的辅助检查，经过综合分析后得出的。而B超等虽然是高科技的产品，但它仍然是一种辅助检查，既然是辅助检查就可能出现假阳性和假阴性，只能作为疾病诊断的重要参考依据，而不是确诊的唯一依据。

胆总管结石如果受到肠气的干扰，是难以显示的；如果没有肠气的干扰，则可以显示结石。这就可以解释为什么有时候发现结石，有时候发现不了结石。该患者的病情已经可以诊断胆总管结石了。经过讲解，患者才恍然大悟。在以后的治疗中，患者非常配合，取得了良好的效果。

点评：其实，也不怪这位患者，高科技检查不能作为诊断的唯一依据，可能有许多医务人员都不能接受。过分依赖辅助检查已经成为我国医疗战线上的一个通病。笔者见过一些专家看病或开刀，只看CT片、B超报告和MRI片，就作出了诊断，甚至决定手术；开刀前有的象征性地看一下患者，有的开刀前连患者的面都没有见过，这样过分依赖辅助检查的危害是极大的。

记得10年前，笔者见到的一个20多岁的女性患者，因CT检查发现胰腺有一个占位性病变而要求手术治疗。手术前其他各项检查均正常，除CT

检查发现异常外，再没有其他检查证实。而且患者没有任何症状，考虑到误诊的可能，医生建议患者暂时观察，但患者家属坚决要求手术。手术证实胰腺稍增大，没有发现肿瘤。患者白"挨了一刀"，家属还非常高兴，认为这一下子可放心了。我为这种高科技的崇拜者感到悲伤。笔者认为，高科技检查给我们的诊断带来了很大的帮助，但过分依赖是不合适的，只会造成新的误诊。

### 3.盲目"点药"无疗效

在门诊有一个手臂疼痛的患者，经过检查诊断为腱鞘炎，是一种无菌性的炎症，患者坚决要求开消炎药物，而且点名要阿莫西林，经过反复劝说无效，医生只好给她开了药物，经过一段时间治疗，没有效果回过头来再按照医生的方案治疗，疾病很快得到了控制。

点评：随着社会的发展，人们医学知识增长了，甚至有的人"久病成良医"，但是，患者对一些药物适应证、不良反应的了解是不够全面的，应该按照医生的医嘱来治疗。还有一些人得了一点小病，本来用点青霉素就可以的，却非要用头孢类药，理由是"来得快"。那种无效的治疗，或者是小病大治的做法是不科学的，也是有害健康的，同时，还增加了患者的经济负担。

由此看来，盲目"点医"是不可取的，患者行使好自己的知情同意权的确是一门学问，如何做到"点到为止"更是我们应该探讨的问题。作为医生也应回绝患者不合适的"点医"。

## 手术为什么要签字？

一天夜里，我在医院值夜班，一线班的医生告诉我，病房收了一个60岁的女性阑尾炎患者。我看了患者，初步诊断为急性阑尾炎，应行手术治疗。我们完成了术前准备工作，家属也签了字，就上了手术室，可到手术室不久，值班医生就打电话给我，请我马上到手术室去。

一听到这，我的头都是大的，什么也别问了，我三步并作两步地跑到手术室，原来是麻醉师在准备给患者实施麻醉时，患者提出："我究竟得的是什么病？"医生告诉她："初步诊断是阑尾炎。"她又问道："你能不能确诊？"我们告诉她："这个诊断是初步的，确诊只有手术后才能确诊，这一点我们已经跟你的丈夫谈清楚了。"患者十分不高兴地说："我丈夫有什么权利同意给我开刀，我没有同意就不行。"医生们这才感到问题的重大，赶紧让我上来处理。

了解了情况，我首先将患者请出了手术室，又派人将患者的家属找来，再次谈话：首先，按照我国的有关法律规定，患者接受手术应征得患者或家属的同意和签字，由于患者已经签署了授权委托书，今天我们给患者做手术是符合法律的有关规定的；其次，限于目前医学的发展情况，任何一种疾病手术前的诊断，都是初步诊断，只有手术和术后病理检查才是最后的确诊。应该说，我们的诊断是有依据的，如果患者不愿意在我们这里治疗，可以到其他医院去治疗。经过交谈和沟通，患者最后同意接受手术了。

平日，阑尾炎手术一般都由下级医生做。那一次，为了防止可能出现的意外，我一直在台下看着手术，直到最后找到阑尾，确诊为阑尾炎后，我才离开手术室。

一起潜在的纠纷经过沟通化解了，但也给我们带来了新的课题：术前谈话究竟跟谁谈？在国外，术前谈话一般是和患者本人谈，由患者本人签字，但我国的规定是患者或家属签字，患者授权了，就让家属签字。笔者认为，理由可能有两点，一是出于对患者的保护，有些病情不能跟患者讲，以免发生意外，如癌症等；二是一旦患者发生手术意外而危及生命，对于谈话的内容就无从查证了。

通过这件事，提示我们要尊重患者的知情同意权。看来，仅仅让家属知情和同意是不够的，一定要让患者本人也知情和同意，尤其是重要脏器的切除和重要功能的损害，一定要让患者本人知情和同意，因为术后患者总是会知道病情的，是瞒不住的。相反，让患者早知道，还可以早配合医生的治疗。

社会目前对医生的要求是过高的，人们要求医生诊断都是正确的，治疗一个患者好一个。从理论上说，这些要求是合理的，因为医生面对的是生命。但限于现有的医学水平，是不能完全做到的，这些要求是不科学的。医生是人不是神，世界上任何一个人完全不犯错误是不可能的，要求医生完全不出错是不可能的。当然，作为医务人员应该尽职尽责，努力减少误诊误治，为患者提供更好的服务；社会也应该给医院创造一个相对宽松的环境，这样才有利于医学的发展，其最大的获益者还是广大的患者。

## 世上真有"不死细胞"吗？

几年前，有文章提到俄罗斯科学家发现了"不死细胞"，认为做了"不死细胞"移植手术可以让人"返老还童"。

所谓"不死细胞"是从流产儿的残余物中分离和提取的，然后在试管中培养繁殖、培植成功的细胞，这些处于胚胎期的细胞具有强大的生命力，将它移植到老人身上，会快速大量繁殖，人就会年轻。

看罢这篇文章，我对其真实性表示怀疑。第一，人体衰老的奥秘一直没有被揭开。从秦始皇时代开始，人们就开始探索"长生不老"的奥秘，经过五千多年的努力，尽管有许多长寿的秘方，但一直没有得到解决。在20世纪后期，科学家在鱼身上发现了"死亡腺"，当时认为有希望揭开死亡的奥秘，然而近20年过去了，死亡之谜仍是个谜。

第二，"不死细胞"是不符合自然规律的。我们知道，生老病死是自然的规律，任何一种生物的细胞都是有一定的生存周期的，新的细胞生成和老的细胞死亡，构成了生物界的新陈代谢。因此，"不死细胞"是不符合自然规律的，也是不可能存在的。

第三，人体细胞移植不可能全部替代人体的细胞。在医学高速发展的今天，许多器官都能够进行移植了，如，肝、肾、心、肺等，但移植一个器官只能解决该器官的功能，不能对全身的细胞进行"更新换代"。

第四，细胞移植的排斥反应尚未根本解决。

因此，我们认为"不死细胞"是不存在的，要想年轻、要想长寿，还是从纠正不良生活习惯做起。

## 血小板有什么用？

医学知识告诉我们，血小板是血液中的重要成分，它与人体的止血和凝血功能密切相关。我们或许会有这样的体验，如果不小心把自己的手割破了一个小口子，用手压迫一会就自然止血了，在这个过程中，血小板是起了重要作用的。

血小板的直径为2～4微米，在电子显微镜下，我们看到它是中间下凹的椭圆形，有点像我们吃的面窝。正常人的血液中血小板的数量为每立方毫米（10～30）万个 [ 或（100～300）× $10^9$/L ]，它的寿命只有10天左右。当血小板减少到每立方毫米（2～5）万个时，人体将会出现出血现象；如果超过100万个，人体也将出现一系列不正常，如，血栓形成，也可通过加强纤维蛋白溶解而导致出血。

## 像阳光，送温暖；像雨露，助生长。<br/>新陈代谢我主宰

我叫甲状腺，要说位置是仅次于脑，位于人体的颈部，应该说，我是身居"高位"了。我由左右两个侧叶组成，中间由一个细小的峡部相连接，看上去颇像一只展翅飞翔的蝴蝶。我的"体重"为20～40克，与其他器官相比，我算是"小哥小"了。但是，别看身体小，我可是人体最大的内分泌腺，有着巨大的功能，从这个意义上讲，我应该算是人体的"大哥大"了。您不信？请看：

我的"胃口"非常大，每分钟每克组织的供血量就达到4～6毫升，比身体的"司令"——大脑、身体的"排污工"——肾脏的血流量还要多。"忘我的工作"——得了甲状腺功能亢进时，血流量可增加100倍以上，堪称人体之最。

我需要的碘也居全身第一，天生就有着很强的集碘能力，人体吸收的无机碘有80%～90%存放在我这里，我这里的碘浓度是血液中的25～50倍，经我储存后迅速转变成为有机碘。

在大脑垂体和下丘脑的指挥下，将碘和我分泌的甲状腺球蛋白一起作为原料，在我的身体内"孕育"出一种称为甲状腺素的激素，每天分泌80～100微克。别看它的量小，它的作用可大了，范围也十分广泛，几乎遍及全身各处的组织，主管人体的新陈代谢、生长发育等基本生理过程，作用缓慢而持久。具体说来，有两大功能。

① 我像阳光，给人类带来温暖。我生产的甲状腺素像阳光一样，能增加人体的能量，给人以温暖。在天气寒冷时，我就会释放出更多的甲状腺素，来增加人体的热量，仿佛是给人们增添了一件衣服；在夏天，我就会对甲状腺素实行"限产"，来减少产热。看来，人们舒适的生活是离不开我的。

② 我像雨露，助人类生长。我生产的甲状腺素又像雨露一般，滋润着人体生长，它可以促进蛋白质的合成，有利于身体生长和发育，尤其是对幼儿的神经和骨骼发育更为重要。

当然，任何事情都一分为二的，我也会给人们带来灾难，如，大脑传给我错误的指令，或者是我的"记忆"出现问题时，就可能会生产出过量的激素，使人体出现产热增加，出现多汗、多食、善饥等一系列"好吃懒做"的症状，这就是医生们常说的甲状腺功能亢进。甲状腺素不"节制"地大量生产，我只有靠扩大"厂房"——甲状腺增大，来"扩大再生产"，这类患者需要服用甲巯咪一类抗甲状腺素的药物，来对甲状腺素强行"限产"；如果"限产"无效，则应强行撤除"违章兴建"的"厂房"——通过手术行甲状腺大部分切除。

相反，由于各种原因长期对甲状腺素实行"限产"，也会产生与甲状腺功能亢进完全相反的疾病——甲状腺功能减退。在婴幼儿时期，如果我"孕育"的甲状腺素太少，就可能引起儿童的神经系统发育不全、智力低下和身材矮小，这种影响是终身的。成年人出现甲状腺功能减退，则需要终身补充甲状腺素治疗。

应该特别指出的是，我是"仁慈"而"爱美丽"的。爱美之心人人有，我天生"爱美丽"，因而我常常偏爱女性，使许多青年女性为我而得病，甲状腺疾病女性占大多数。看到她们得病后痛苦的样子，我不得不"怜香惜玉"，大发"仁慈"之心，不想对她们伤害太大，因此，许多甲状腺癌患者的治疗效果是比较好的。因此，人们常说，甲状腺癌是"仁慈"的癌——治疗效果好，"美丽"的癌——好发于青年女性。

阳光和雨露，爱美和仁慈，这就是我的能力和威力，这就是我的性格和魅力。看来，我的确是"秤砣虽小压千斤"，诸位可不要小看我啰！

## 小便出现哪些表现应到医院就诊？

尿一般呈无色或淡黄色，饮水较少时，可呈黄色。

如果尿呈深黄色、黄褐色，甚至似酱油一样，应考虑是否有黄疸，患有急性甲型肝炎、胆囊炎、胆石症，此外，还应考虑有没有肝、胆和胰腺肿瘤。

尿呈洗肉水或红茶样，甚至是红色，应考虑有泌尿系结石、结核、肿瘤和急性肾炎；如果有外伤史，可能为肾挫裂伤。

红褐色尿大多为血红蛋白尿，是体内红细胞大量破坏造成的。

尿呈乳白色，常为乳糜尿，有以下几种可能：

① 尿排出时就呈乳白色，并有亮光，可能为丝虫病所致；

② 小儿吃水果较多时，尿液酸化，也可呈白色尿；

③ 尿排出时是澄清的，放置一段时间后转为乳白色，多为磷酸盐沉着，多见于吃年糕后的小儿；

④ 尿中有脓液，也呈乳白色，伴有混浊块和臭味，多见于肾盂肾炎、泌尿系感染和肾结核等。

## 大便出现哪些表现应到医院就诊？

大便是人体消化系统的窗口，大便出现哪些表现应考虑为异常呢？

正常时呈黄色，食用肉类和菠菜后可呈黑色。

但若没有食用过上述食物或出现大量黑便，可能为胃十二指肠溃疡出血。当出现暗红色的血便要考虑为胃十二指肠溃疡出血量较大，及胆道出血等。

鲜红色的血便，且血与大便相混合，可能为结肠出血，血在大便表面则是痔疮和肛裂引起的出血。

大便为白色，呈陶土色，应考虑由胆系疾病引起的阻塞性黄疸所致。

## 前列腺是男性特有的器官吗？

大家知道，老年男性常可出现尿频、排尿困难，甚至尿潴留。湖北民间常有"人老血气衰，阿（wō）尿打湿鞋（hāi）"的说法，这是前列腺增生的真实写照。人体解剖学的基本知识告诉我们，前列腺是男性特有的器官。但是，随着医学研究的深入，最近又有了一些新的发现，对这一传统观点提出了挑战。

一些老年女性也常出现类似男性前列腺增生的症状，人们常以泌尿系感染来治疗，效果不佳。科学家们怀疑女性是否也有类似前列腺的器官或组织。他们用免疫组织化学方法检测女性的血清，发现可以检测出前列腺特异性抗原，这就意味着在女性体内可能也存在有类似前列腺的组织。

后来许多泌尿学家研究认为，女性的尿道旁腺相当于前列腺组织，这一观点一直延续了多年。在1997年美国泌尿学年会上，华盛顿的一位病理学家善斯特亨报告了3例女性前列腺癌，他的研究发现，女性的前列腺并不是尿道旁腺，而是位于女性尿道后壁远端的残留器官，终于证实了女性也有前列腺组织，只不过是没有男性那么典型罢了。这些残留的前列腺和男性一样，可以发生增生，出现尿频、排尿困难和尿潴留，也可以发生肿瘤。

因此，我们在治疗女性泌尿系统的患者时，应考虑到女性也会发生前列腺疾病。

# 胃镜及其相关问题

提起胃镜，人们可能并不陌生，随着医学知识的普及，人们大多已经知道胃镜是一个什么设备，但真正了解它的人可能并不多，因而，对做胃镜产生了一种恐惧感。为此，我们就这个问题讨论一下。

**1.哪些疾病需要做胃镜？**

胃镜，顾名思义就是检查胃部疾病的一种方法。做胃镜就是将胃镜经口腔插入胃内，去发现食道、胃和十二指肠的病变。因此，凡怀疑上述部位的疾病，经过全面检查不能确诊者；胸骨后疼痛、烧灼感，吞咽困难怀疑食道病变者；食道、胃和十二指肠溃疡随访其愈合情况，鉴别良恶性；食道癌和胃癌者；胃息肉和上消化道出血者可进行胃镜治疗。

**2.做胃镜痛苦吗？**

谈到做胃镜，人们都认为是一项很痛苦的检查。应该说，做胃镜是有一定的痛苦的。您想，一根手指粗的管子要通过喉咙进入胃内，对于咽喉部的刺激是很大的。但是只要您按照医生的嘱咐做好准备，是可以将这种痛苦减少到最低限度的。

**3.做胃镜前需要做哪些准备吗？**

做胃镜前的准备工作分为两个方面，一方面是患者方面的准备，在做检查的前一天晚上，可以吃一些流质或半流质容易消化的食物；在检查日的早上不要进食和饮水，这是为了医生检查时看得清楚，也是为了减轻检查时患者的呕吐反应。另一方面是医生的准备，在检查前，医生会在患者的口腔内喷些药水，这种药水医学上称为丁卡因，是一种表面麻醉剂，来麻醉咽喉部的表浅神经，减轻咽喉部的反应，通过 2 ~ 3 次的喷射后，患者的咽喉部的反应就比较迟钝了，这时进行胃镜检查患者的反应最小，患者只要配合医生像"吃"面条一样将胃镜"吃"进去就行了。

**4.做完胃镜后应注意什么?**

做完胃镜后患者可能出现咽喉部的疼痛和异物感,一般不需特殊处理,1～2天内可以恢复。在饮食上可以吃一些较软的食物,避免粗糙食物对胃黏膜创面的摩擦,造成出血。

**5.有没有检查可以代替胃镜的?**

无论如何,胃镜检查还是有一定痛苦的,许多人或许会问,不做胃镜行不行? 要想准确回答这个问题是有一定困难的,因为,要根据患者的病情而定。

如果您仅仅是有胃部的不适,而以前没有胃病,医生怀疑是溃疡病时,可以先不做胃镜检查,而应先做上消化道钡餐检查,若钡餐检查确诊为典型的溃疡病,就可以进行药物治疗了。若钡餐检查为正常,可以先找一下其他原因,或进行试验性治疗;若治疗效果不好,或钡餐检查结果可疑时,可以做胃镜确诊。

如果怀疑是胃的恶性肿瘤,或者是准备进行手术的胃溃疡,应该行胃镜检查,通过取活检来确定病变的性质,为手术取得确诊的依据。当然,也可通过CT和磁共振检查来确定肿瘤的大小和范围,但它们不能完全取代胃镜检查。

对于那些需要通过胃镜来进行治疗的疾病,则没有别的方法代替。

由此看来,哪些检查可以代替胃镜检查,还要医生根据病情来决定,应该相信医生会用痛苦最小的方法来为您进行治疗。


# 福尔马林泡海鲜对人体的影响

不法商贩用福尔马林浸泡海鲜和肉食,经过福尔马林浸泡的食物颜色鲜艳、饱满和硬挺,感官性状十分好,不容易变质。但这种食物对健康是有影响的。

其实,福尔马林是一个医学上的名词,它的真正名字叫甲醛,在医学上将40%的甲醛称为福尔马林，而其他浓度的甲醛则不应称为福尔马林。医学上常用它来固定尸体或标本，是一种防腐剂，它的味道很大，而且对眼睛有明显的刺激作用。那么，用甲醛"洗澡"的食物对人体有什么样的影响呢？

甲醛是非食性的原生质毒物，对人体的多个器官都有明显的危害，如，误食后可以引起口腔、咽喉、食管和胃肠道的不适，甚至出现烧灼感，并可出现口腔黏膜糜烂、上腹剧烈疼痛、呕吐和腹泻，甚至发生胃肠道穿孔。大量食用会引起人体肝脏和肾脏的损害，积聚到一定剂量就会导致人体的基因突变，甚至诱发癌症。一般认为，食用10～20毫升就可能发生死亡。

此外，经呼吸道吸入者，可以出现呼吸道的不适和烧灼感，以及头痛、咳嗽、心悸和呼吸困难；高度敏感者可能发生过敏反应，而出现哮喘和荨麻疹；如果甲醛溅入眼中可致眼部烧灼伤，甚至发生失明；如果皮肤接触了甲醛，可以发生接触性皮炎。

因此，对误服甲醛中毒者应该立即用清水洗胃，然后给予3%的碳酸铵或15%醋酸铵100毫升，以减轻甲醛的毒性；对于吸入中毒者，首先应该脱离现场，病情严重者可给予吸氧，雾化吸入2%碳酸氢钠和激素类药物；对于皮肤中毒者应用大量的清水冲洗，再用肥皂水洗涤；对有过敏者应行抗过敏治疗。

由于甲醛的刺激性很大，不法商贩使用"洗澡"食物的甲醛浓度不会很高，少量食入对人体一般是不会造成急性中毒的，但长期和大量食用对人体产生的积聚反应是可以造成潜在危害，甚至引起中毒的。

## 午睡是一种懒惰的恶习吗？

有的人有午睡的习惯。经过一上午紧张的工作，常感到较为疲劳，吃完中午饭后，喜欢休息一下，或睡个午觉。午休后，常使人感到精力充沛。但另一些人对这一习惯不理解，认为这是懒惰和办事效率低的表现。

科学研究发现，午睡对人的身体健康是有益的，对下午的工作是有利的。人体的大脑内有一个内源性的生物钟，控制着人的睡眠－觉醒节律，它们近似昼夜周期变化的节律而互相转化。在觉醒时，它们主动地与外界环境取得密切的联系，并用适当的方式来回答环境的各种变化，以达到生存的目的。在睡眠时，人的感觉机能减退，意识逐渐消失，骨骼肌的反射运动和肌紧张减弱，机体与环境的主动联系大大减少，失去了对环境变化的精确适应能力。睡眠和觉醒对机体都是需要的，机体只有在觉醒的状态下才能进行各种活动，通过睡眠才能使精力和体力得以恢复，睡眠是人和动物根本的需要。午休正是利用这一原理消除上午工作的疲劳，以崭新的面貌去迎接下午新的工作。

科学家们认为，成人的睡眠—觉醒节律是双相位的，即一个主要的睡眠峰期位于午夜2时左右，而另一个次要的睡眠峰期位于下午2时左右。上述主要和次要睡眠峰期恰好与人体的生物钟相吻合。有午睡习惯的人的午睡特点是深度慢波睡眠3～4期较丰富，这种深度睡眠对人体是有利的。

另外，有调查显示，因过度疲劳和心血管疾病导致猝死常发生在下午2～3时。同时，这段时间也是车祸发生的第二高峰期和运动事故发生的高峰期。午睡对上述意外事件的发生是具有明显的预防和缓解作用。

因此，笔者认为，中午短暂的休息有利于健康，有利于工作和学习，是一种不花钱的保健，应该提倡。那种认为午睡是"懒惰"的观点是错误的。

# 天寒地冻话骨折

每年冬天，由于气温下降，天气变得寒冷起来，有水的地面上会结冰，给行人带来不便，如果是大雪纷飞，打滑的地面更容易使人摔跤，并有可能发生骨折。

摔跤后，常引起手腕部的骨折（医学上称为桡骨远端骨折）、肘关节骨折、肱骨髁上骨折、锁骨骨折、髌骨骨折和股骨颈骨折等。这是因为人们摔跤后，本能地会用手支撑，如果力量过大，就可能会导致骨折的发生。发生骨折后，既给自己带来了痛苦，又给家人和社会带来了麻烦。那么，怎样预防骨折的发生呢？

由于老人和小儿的活动、应激能力较弱，常容易发生摔跤，加上老年人的骨骼较脆，摔跤后常导致了骨折的发生。在临床上，骨折大多数是发生在老人和儿童。因此，要预防冬天摔倒骨折的发生，应该做到如下三点。

第一，少出门或者不出门。我们外出时，应做好防护工作，尽量避免骑自行车；穿鞋应避免穿"光底"鞋；走路时应避免将手放在口袋里，这些都是预防摔跤的有效方法。

老人和小孩应避免外出。活动不便的老人和小儿在冰雪天气应尽量避免外出，或在有人搀扶时外出，以预防意外伤害的发生。

第二，出行谨慎。外出时，一定要了解路面的情况，小心结冰打滑，遇到地面有瓷砖或者有水的时候，应该警惕结冰。遇到结冰路面，可以绕道而行；无法绕道的，可以碎步行走，以防发生摔跤，引起骨折的发生。

第三，避免打闹。学校和家长应加强对儿童的教育，不要到户外打闹。

只要我们做到以上3条，是完全可以减少冬天摔倒引起的骨折发生的。

如果不慎发生摔伤后应该怎么办？首先应判断是否有骨折的发生，一般说来，骨折后受伤处的组织明显肿胀，出现剧烈的疼痛、皮下瘀斑、畸形，在肢体没有关节的部位出现不正常的活动，甚至在骨折处可听到或感到骨折断端相互摩擦的声音或感觉，伤肢不能活动等表现，可通过拍片确诊。

出现上述情况，应该及时到医院就诊，对于不能行走的，可以拨打120急救电话，取得急救部门的支持。经过拍X线片证实为骨折后，应由有经验的医生根据拍片的结果进行手法复位、夹板或石膏固定，部分患者还需接受手术治疗。

在骨折愈合的后期，应在医务人员的指导下进行康复锻炼，使各关节的功能能迅速恢复到正常的活动范围。

因此，在下雪天做好预防工作，对于减少骨折的发生尤为重要。

# 老年人的体温变化与年轻人有何不同？

　　人的大脑中有调节体温的神经中枢。随着外界环境温度的变化，体温调节中枢发出指令，让血管舒张或收缩，通过汗腺活动调节身体的温度。人到老年，体温调节中枢的功能明显减退，因此，老年人的体温变化与年轻人有很大的区别。

　　在正常生理条件下，年轻人的耐寒、耐热能力远远超过老年人；在病理条件下，老年人的体温变化也与年轻人有很大不同。一般来说，老年人的体温比年轻人的体温低0.5～0.7℃，这是因为老年人的代谢功能低下，体内产热相对不足；而年轻人身体代谢旺盛，产热较多，体温比老年人要高一些。临床上，儿童发热38～39℃是常有的事，有些小儿在发热38℃时照样玩耍。而老年人发热38℃时，则难受得不能起床，甚至有生命危险。这种差别就是老年人的体温调节功能减退所致。老年生理学研究表明，老年人的体温变化与疾病的关系不如年轻人敏感。据临床观察，一般老年人的体温在36～36.5℃之间，体温一旦超过36.7℃就要警惕是否有发热了。如果老年人的体温达至37.5℃，那实际上相当于年轻人发热38℃以上。

　　根据老年人的体温调节特点，老年人应根据环境温度及时增减衣服，适当提高冬季室内温度，夏季注意通风避免中暑。发生感冒和呼吸道感染时，要监测体温，体温超过37℃就要及时用药，防止感染性疾病的加重。当体温达到或超过38℃时，就要及时服用退烧药，但服药剂量要小，一般以常规治疗量的一半即可。服药剂量过大，体温下降过快可能导致虚脱，诱发许多其他疾病。老年人要使身体温度与环境相协调，达到防病祛病和延年益寿的目的。

## 您关注过卫生间的小环境吗？

　　据统计资料，人类平均每天上厕所6～8次，1年约2000多次。卫生间的卫生状况直接影响了人体的健康。因此，关注卫生间这个小环境的卫生，对于人体的健康是有重要意义的。

应该说，马桶是一项伟大的发明，各种各样人性化马桶的出现，不仅给人们的生活带来了极大的便利，更让人们享受到现代生活给人们带来的舒适，但在这便利和舒适的背后也存在着一些健康隐患。

### 1.马桶是细菌的培养基

马桶是清除人体排泄物的必备用品，也是细菌容易存留的地方。这个"藏污纳垢"之处，不干净是肯定的，但您知道有多不干净吗？有电视节目，曾经做过这样一个实验：分别在马桶的上沿、内壁和马桶的蓄水坑里进行采样检查，结果发现马桶内壁上的细菌数量明显多于马桶上沿与蓄水池，这是因为马桶的内壁适合于细菌的生长。这些细菌包括：大肠杆菌、产气杆菌、变形杆菌、铜绿假单胞菌、念珠菌等。

有研究发现，32%的马桶上沾有痢疾杆菌，其中，宋内氏痢疾杆菌在马桶圈上存活的时间可长达17天。还有研究者，将1亿个脊髓灰质炎病毒投入马桶内，溅到座圈上的病毒竟有3000个。因此，马桶的卫生状况直接关系到人们的健康问题，应该引起我们的重视。

### 2.卫生间的空气污染严重

现代家庭使用的虹吸式马桶在冲洗时，会产生一股强劲的气流，将马桶内的大量细菌扩散到空气中，对空气造成污染。有研究发现，马桶在冲水时，马桶内的微生物可以被冲水带到数米的高空，这些细菌在空中飘浮可达数小时之久，最后沉积在浴室的墙面上，以及牙刷、漱口杯、毛巾等生活用品上，造成污染，这些细菌进入人体后，就可能会导致疾病的发生。

### 3.卫生间内潮湿的环境有利于细菌的生长

卫生间内洗澡、洗手和马桶的冲洗，会使用大量的水，这些水总会有一些残留在卫生间的墙面和地面上，同时，毛巾、牙刷使用后，都是潮湿的，加上卫生间往往通风不良，使得这些物品不易干燥。

我们知道，在潮湿的环境下，微生物，尤其是霉菌是容易滋生的，我们在接触有大量病原微生物的物品后，就可能将致病菌引入体内，而导致疾病的发生。

### 4.如何解决卫生间的健康隐患？

由于卫生间的特殊环境，容易造成了细菌、霉菌等微生物的污染增加，病原微生物大量的繁殖。如果致病的病原微生物侵入人体，就会导致人体发生疾病，危害人体的健康。那么，我们如何避免或者减少卫生间的健康隐患呢？

（1）掌握正确冲马桶的方法　大家或许会说，既然冲洗马桶会将微生物带到空中，那么，我们冲马桶的时候，盖上盖子不就解决了吗？其实，这一看似简单的问题，也是有着争论的。

有研究者对家庭中常用的虹吸式马桶和旧式的直冲式马桶进行比对研究。结果发现，直冲式马桶主要是靠巨大的水流压力进行冲洗，在开盖冲水的情况下，马桶会发生水花上溅。因此，使用直冲式马桶时，我们建议盖上马桶盖，以防水花上溅，污染了卫生间。

但使用虹吸式马桶时就不一样了。有实验按照常规微生物学的标准检验方法，将混合有大肠杆菌的溶液倒入马桶中，然后在马桶上方每隔25厘米处设置一个空气采样点。实验分为盖马桶盖和不盖马桶盖冲水两组进行。经过24小时的菌落数观察，发现开盖冲马桶的菌落数总和要远小于盖盖冲马桶，得出的结论是，不盖盖子冲马桶的细菌数量更少。我们知道，虹吸式马桶是通过虹吸作用来完成工作的。打开马桶盖冲水时，虹吸作用的吸力大于水流出来时对于马桶上方空气的搅动作用，水中的污物被强大的吸力直接被吸入了排水管，水分和微生物不会向外污染；如果盖上马桶盖冲水，马桶盖阻隔了马桶上方的空气，导致虹吸的力量减弱，使微生物可能会有部分留存在空气中。因此，使用虹吸式马桶冲水时，开盖要比不开盖更好。

（2）马桶内的脏物及时清洗　我们使用马桶后，尽管用水冲洗了，但总有冲洗不干净的时候，如果冲水后发现马桶上仍有粪便和尿液的残留，要及时使用马桶刷刷洗干净，否则容易结垢，造成病原微生物的生长。尤其在管道口和马桶内缘出水口处附近，常常清洗不到位，应该作为我们清洗的重点部位。

（3）保持马桶圈的清洁　马桶圈是与人体皮肤最亲密的接触点，也是致病微生物传播的重要途径。因此，我们应该定期对马桶圈进行消毒处理。

现代人为了追求舒适，冬天喜欢在马桶上套个绒布垫圈，这样更容易吸附、滞留排泄物，传播疾病的可能性更大。因此，我们不建议大家使用马桶圈，如果实在要使用，也要经常清洗，减少细菌的污染。同时，在冬天里，如果为了如厕舒适，建议安装可以加热的马桶圈。

（4）卫生间内不要设废纸篓　大多数家庭为了防止马桶被堵，都会在卫生间内放置一个废纸篓，存放使用过的厕纸，但由于不能及时清理，这些纸张会造成细菌的繁殖，影响卫生间的环境，存放的时间越长，对健康的危害就越大。

正确的方法应该是将厕纸丢进马桶内冲走。一般来说，厕纸是比较柔软的，遇水则变得更软，不会引起堵塞。如果使用的卫生巾或者太厚厕纸，或者卫生间的管道不畅，可以准备一个随时清理的卫生袋，这样就可以随时清除了。

（5）保持马桶刷的干燥和清洁　我们每家都会准备有马桶刷，它可以及时清洗马桶的污渍，是保持马桶清洁的重要功臣。但我们每次刷完马桶后，刷子上难免会沾染上马桶内的脏物，有人就随意将它放置在角落里，这样是不卫生的。正确的做法是在使用后，及时清洗干净，将它悬挂起来，便于干燥，同时应定期用消毒液浸泡消毒。

（6）洗澡后要开启排气扇　我们很多的卫生间是把如厕和洗澡放在一起的，洗澡后，卫生间内充满了水分，但我们很多人没有开启排气扇的习惯，让这些水分滋养着卫生间内的病原微生物，让它们迅速繁殖。因此，我们在洗澡后，应该开启排气扇15～20分钟，让湿气能够充分排出去，保持卫生间的干燥。

（7）其他　其实，卫生间的卫生还有许多小的细节，如，化妆品不要放在卫生间；洗澡的洗浴球、搓澡巾，要定期更换；晾干毛巾；定期清洗浴帘等，都是保持卫生间这个小环境避免被病原微生物侵害的有效方法。

大家一定知道卫生间的重要性和如何保持卫生间的卫生了，接下来就是我们付诸行动的时候了。

# 小区里的爆炸声

晚上，救护车送来了一位因煤气爆炸受伤的急诊患者。

这是一位76岁的老人，除胸部和脚跟部分皮肤完好外，其他皮肤全部烧伤，烧伤面积达90%，经过全力抢救，几天后，老人还是去世了。

据了解，这位老人是一个人在家，不知何时煤气管脱落，导致煤气泄漏，点火后导致了煤气的爆炸，爆炸导致了门窗炸掉，现场的明火在电线上燃烧，多辆消防车在现场救火。

无独有偶，不久前，也有一起因煤气泄漏，吸着香烟进入厨房，引起了煤气爆炸，导致了当事人大面积的烧伤。

如何安全使用煤气？

第一，更换金属煤气管。塑料煤气管使用时间长后，容易发生煤气泄漏，只有更换金属煤气管才能保证煤气的使用安全。

第二，使用可以自动关闭的煤气灶。我们在使用煤气的时候，常常会发生锅里煮沸的液体外溢，而导致煤气的熄火的情况。老式煤气灶熄火后煤气是继续外漏的，容易导致煤气的事故。现在的新型煤气灶，一旦发生熄火，煤气会自动关闭，这样可以保证熄火后，不会发生煤气外泄，确保用气的安全。

第三，保持厨房的通风。任何时候，不要密闭厨房的窗户，这样如果有煤气外漏，也可以通过窗户，将煤气排出，减少室内的煤气浓度。

第四，警惕煤气有无泄漏。我们在进入厨房的时候，要警惕，注意是否有煤气的味道，一旦发现煤气泄漏，应立即打开门窗，及时通风，避免事故的发生。

第五，在没有明确安全的前提下，不要使用明火。要知道，一旦发生煤气泄漏，我们在厨房里，就相当于身陷在一个炸药包内，一旦有明火，就会发生爆炸。因此，我们进厨房时，首先要确定没有煤气泄漏，在没有明确安全的前提下，在厨房内不要点火，更不要点着香烟进厨房。

这两例煤气爆炸都是因为点火引起的，如果我们加强安全用气的意识，即便发生煤气泄漏也不可怕，及时通风，避免明火，就可避免这样的悲剧再次发生。希望这样的爆炸声能够提醒我们如何安全地使用煤气。

# 吵架后为何脖子上长了一个包？

不久前，肖女士与丈夫怄气吵架后，颈部出现了一个大包，这是怎么回事呢？

一般我们形容一个人生气的样子，往往会说他"气鼓鼓"的，但肖女士吵架后，真的吵出了一个大包。

肖女士今年55岁了，春节期间，为出门走亲戚的事，和丈夫大吵了一架。吵完后，肖女士就发现脖子上突然长了一个包，还伴有疼痛，到医院一看，血压180/110 mmHg，彩超提示甲状腺上有一个8厘米×10厘米大小的囊性包块。人们不禁要问，为什么吵架后会出现颈部包块呢？

其实，这样的病例在临床上是经常会遇到的。这是一例甲状腺疾病囊内出血的病例，多数为良性疾病，原为小的囊性结节或囊实混合性结节，管壁血管在某些诱因作用下，如，撞击、按摩、剧烈转动颈部等，导致囊壁血管突然破裂，造成囊内出血，这样就会导致颈部突然出现包块，或者原有的包块迅速增大，并伴有疼痛。肖女士就是因为吵架后，导致血管的破裂出血，而形成了一个大包。

面对突然出现的包块，常常会引起人们的恐慌，其实，囊内出血不用紧张，它常常会自限，不会突破囊肿，也不会引起大量的出血。一般情况下，急性期会出现颈部疼痛、不适感，1~2周后疼痛会消失。若肿块较大或出现压迫症状，则需手术治疗。

在我国，甲状腺疾病的发病率在逐渐增高，保守估计目前我国甲状腺疾病的患者超过2亿，甲状腺疾病已经成为第二大内分泌疾病，而我国百姓对甲状腺疾病知晓率、治疗率却非常低。因此，应该普及甲状腺疾病的相关知识，避免引起恐慌。

# 咬破舌头1个月得癌？牙齿说，这个黑锅我不背

　　某医院的口腔医疗中心，收治了一位65岁的男性舌癌患者，据述，其病因竟然是吃饭咬破了舌头。

　　一个多月前，患者在吃晚饭时，不小心咬到了舌头，咬出了血，但并没放在心上。几天后，患者发现咬破的地方长出了一个溃疡，便吃了些消炎药。但吃了十多天消炎药后，舌头上的溃疡不但没好转，还越来越大，越来越痛。到医院取活检，结果提示为：（左舌缘）高分化鳞状细胞癌。

　　该中心的口腔医学专家认为：咬到舌头只是他患上舌癌的起因，但不巧的是患者有饮酒的习惯，即便是在舌头被咬破后，酒也没断过。而烟酒、辛辣刺激的食物会导致口腔黏膜发生变异。咬破舌头竟致癌，我们还能不能正常吃饭了？

　　**1.舌癌是一种什么癌？**

　　舌癌就是在舌头上发生的恶性肿瘤，按国际抗癌联盟的分类，舌前2/3（舌体）癌属于口腔癌范畴，舌后1/3（舌根）则应属于口咽癌范畴，牙齿咬伤部位的癌多半属于口腔癌。

　　**2.舌癌的病因有哪些？**

　　舌癌的病因还不十分明了，一般认为与长期的慢性损伤有关。

　　（1）长期异物刺激　牙齿的残根或残冠、锐利的牙尖、不合适的假牙长期刺激，造成口腔黏膜的损伤，产生慢性炎症或溃疡，如果这种刺激长时间不能消除，这种慢性的刺激就可能导致癌症的发生。

　　（2）不良的生活习惯　长期嗜好烟酒，有嚼烟草或槟榔的习惯。饮酒和吸烟会增加患口腔和口咽喉癌的风险。研究表明，大约30%的口腔和口咽部肿瘤是由饮酒引起的。在英国，60%以上的口腔癌和口咽癌是由吸烟引起的。习惯于嚼烟草或槟榔的人，由于在咀嚼过程中，烟草或槟榔会造成口腔内黏膜的损伤，长期的咀嚼是可以导致癌症发生的。

（3）不良的口腔卫生习惯　不经常刷牙和漱口，为细菌或霉菌在口腔内滋生、繁殖创造了条件，从而有利于亚硝胺及其前体的形成，促成了舌癌的发生。

（4）不良的饮食习惯　偏食或挑食会导致人体的维生素和矿物质缺乏，而形成导致口腔黏膜的破溃，形成慢性溃疡，时间长了，就可能会发生癌变。因此，均衡的饮食常有利于摄入足够的维生素和矿物质，降低口腔癌和口咽癌的风险。

（5）人乳头状瘤病毒感染　人乳头状瘤病毒是通过性传播感染的，有100多个亚型，对许多人来说，人乳头状瘤病毒不会对人造成伤害，多数不经治疗就可能消失。只有很小比例的人乳头状瘤病毒感染患者会患上口腔癌或口咽癌，与口腔癌和口咽癌相关的主要是16型人乳头状瘤病毒。

（6）其他　舌癌还与人体的免疫能力、射线和紫外线，以及遗传因素有关。

### 3.舌头咬伤究竟会不会得舌癌呢？

从上面的资料，我们不难看出，得舌癌一定是一个长期慢性刺激的过程。笔者认为，无论如何，舌头咬伤1个月是绝对不会导致癌症的，其理由是：

① 舌癌的发生是长期的慢性刺激损伤的结果，仅凭一次咬伤就得癌症，这是说不过去的。

② 尽管咬伤后饮酒或许是一个原因，但是舌头咬伤后的创面一般在2～3天就可以愈合，饮酒可能会延长愈合的时间，但不会延期到1个月还不愈合。

③ 口腔内的创面没有愈合，饮酒是会出现疼痛的，这是常人不愿意忍受的。因此，咬伤后每天喝酒不一定是符合事实的。

因此，我们认为，舌咬伤后1个月导致肿瘤的发生是不可能的。那么，为什么这位患者舌咬伤后1个月就发现了舌癌呢？

我们知道，人的牙齿和舌头的感觉非常精细的，是容不下半点"沙子"的，它们之所以能够协调，在口腔内重复进行着机械性活动，是因为它们有着自己运行的轨道，维持着口腔功能的正常运转。一旦口腔内出现任何异常，就可能会破坏口腔内的平衡，就可能会发生咬伤。

笔者认为，该患者可能是因为饮酒或其他某种原因的长期作用，导致舌已经发生了肿瘤，当肿瘤突出舌面时，就会被牙齿咬伤；同时，肿瘤的创面是难以愈合的，这样迁延了1个月，才证实为舌肿瘤。最后归因为舌头咬伤所致的舌癌，您说牙齿冤不冤？

**4.舌癌是否可以预防？**

应该说，舌癌是可以预防的。

（1）改变不良的生活习惯　避免长期大量抽烟、喝酒、吃辛辣刺激的食物，少嚼槟榔和烟草。

（2）保持良好的口腔卫生　定时刷牙，注意口腔卫生。

（3）及时处理口腔内的疾病　及时处理牙齿的残根或残冠、锐利的牙尖、不合适的假牙，以减少局部的创伤；及时处理白斑、扁平苔藓等癌前病变。

（4）预防人乳头状瘤病毒感染　减少口腔感染人乳头状瘤病毒的风险。

# 吃盐过多会引起心肌梗死吗？

2017年1月19日，某报的一则健康新闻《大妈吃盐过多突发急性心梗》引起了我的注意。在我的印象中，两者似乎没有必然的联系。为此，我查阅了相关资料，并咨询了心内科专家，证实了我的看法。

报道回顾：53岁的胡大妈天天腊鱼、腊肉不离嘴，结果血压飙升，前天突发急性心肌梗死，幸好送医及时才捡回一命。

胡大妈晚上喜欢熬夜上网，白天闲下来就去打麻将，体重有80多千克。1年前查出高血压，可她一直没有管过。当年冬至以后，她家里腌了不少腊鱼、腊肉，她一日三餐都要吃，有时晚上熬夜看电视剧时，还要当零食吃上几块。

一天中午，胡大妈突然感到胸口剧痛、呼吸困难，老伴赶紧将她送到医院，经检查为急性心肌梗死。医生紧急手术，通过血栓抽吸成功打通其闭塞的血管，随即置入了支架。目前，胡大妈情况稳定。

心血管内科专家说，胡大妈患高血压不医治，本身就具备急性心肌梗死的危险因素；近段时间她又食用了大量腊鱼、腊肉，吃盐过多加重了高血压的病情，增加了心血管负荷引起动脉血压升高，进而引发急性心肌梗死。他提醒，患心血管疾病的人，一定要吃得清淡一些。

这条新闻建议人们吃清淡的饮食，这是在宣传健康的生活方式，应该是没有问题的，但从文章的题目看，胡大妈是因为吃盐过多而引起的急性心肌梗死，似乎就不妥了。

我们知道，高盐的饮食是高血压发病的原因之一，而高血压又是心肌梗死发生的原因之一，但它们的相互关系是怎样的呢？

高盐的饮食会导致水钠潴留，引起血压升高、胃黏膜损害，同时，为了保持血液中电解质的平衡，身体内的水分进入血液循环，导致血管内液体过多，而加重心脏负担。同时，循环系统的液体过多，还会加大心脏泵血阻力，诱导刺激内分泌系统分泌，而导致血压升高。另外，食盐有使血液凝固、结块的作用，过量地摄入也容易引起脑血栓和心肌梗死的发生。但这些作用都是缓慢的，并不是直接导致心肌梗死的发生。因此，吃盐过多突发急性心肌梗死的说法是没有道理的。一味牵强附会地把食盐和心肌梗死联系起来，只会误导百姓，引发人们的恐慌。

# 绿豆解药性吗？

盛夏即将来临，绿豆汤是人们消暑的常见饮品。在民间经常有吃中药的时候，不要喝绿豆汤，其理由是绿豆解药性。不久前，河南的一位医生在微信里又跟我提出了这个问题，这位医生还问我依据在哪里，这就把我给难住了，我觉得对这个问题，应该有个靠谱的回答了。为此，我请教了中医专家，也查阅了一些资料。

### 1.绿豆本身就是一味中药

绿豆性凉，具有清热解毒的功效，它本身就是一味中药。我们知道，中药的组方通常是多味药物组合而成的，很少是单味的，既然绿豆是中药，就存在和其他药物一起合用的可能。既然可以合用，就不存在解药性一说了。

### 2.绿豆也是有配方禁忌的

我们知道，任何药物都有一定的适应证和禁忌证。由于绿豆性凉，常用于夏季清热解暑。但对脾胃虚寒、身体阳虚者可能就不适合了，如，患有慢性胃肠炎或关节疼痛、麻木、活动不利或腹痛、腹泻、痛经等虚症寒症时，食用绿豆可以加重病情，因此，这类患者在服用中药时应禁食绿豆。

服用中药时能否服用绿豆，是与中药的药性有关的。服用清热类中药，如：黄连、黄芩、大青叶、板蓝根、牛黄、金银花、石膏等，同时食用绿豆可起增加药物的疗效。但服用人参、黄芪、肉桂、附子、丁香、高良姜等温补类药物，以及桂枝、干姜、细辛等温经散寒类中药时，食用绿豆可以降低药效，影响治疗的效果。

### 3.绿豆可以解哪些药物？

应该说，绿豆的解药性是对部分中药而言的，就像西药中的升压药和降压药物不能同时应用一样，它们的作用是相互拮抗的，是不能一起服用的。从这个角度上说，升压药就是降压药的解药，但是你如果认为，升压药物是所有药物的解药，是不合适的。因此，简单用解药来概括绿豆的特性是不准确的。

绿豆"解药性"的原理是与其他中药中的生物碱发生反应，而出现沉淀，使药物失效。在西药中，也有与绿豆相克的药物，如，治疗帕金森病的药物美多巴，可以与绿豆中的植物蛋白发生金属螯合物反应，降低药物效果，因此，服用美多巴的患者，不要同时食用绿豆汤，应该间隔1～2小时后食用，以免绿豆和药物发生反应，而降低了美多巴的效果。吃药后1～2小时后，由于美多巴已经吸收了，这时喝绿豆汤是可以的。另外，绿豆与补锌、补钙制剂并用，也可能出现上述问题。

同时，绿豆中的蛋白质、鞣质和黄酮类化合物可与有机磷农药、汞、砷、铅化合物结合形成沉淀物，使其毒性减少或消失，并不易被胃肠道吸收，临床上可以用绿豆作为农药和重金属中毒的辅助治疗。

因此，我们认为，绿豆解的是药物与食物中的毒性，而不是药性。那种认为，绿豆汤解药性的观点是不正确的。我们建议，在吃温性中药期间，最好是不要食用绿豆；在服用美多巴等药物的时候，应该间隔 1 ~ 2 小时后再食用绿豆汤。在多数情况下，绿豆是不影响服药的。

# 长时间洗澡会引起癌症吗？

最近，网络上盛传：洗澡可别洗太久，长时间洗澡可能增加接触氯仿的机会，每百万人有 12 人因此致癌。

洗澡可以致癌？看到这样的消息，不禁让我们毛骨悚然，真相是什么呢？

1. 自来水是如何消毒的？

我们饮用的自来水，是从水源取水后，经过混凝、沉淀、过滤后，再送入清水池内进行消毒。消毒大都采用氯化法，氯气用于自来水消毒具有消毒效果好、费用较低、有害物质极少的优点，是目前比较安全的消毒方法。

不可否认，氯气消毒也存在一定的问题。氯化消毒后的自来水能产生多种致癌物质，其中三氯甲烷（氯仿）是主要的关注点。目前也有用其他物质代替氯气的，但成本也要高得多。

2. 我国自来水的卫生标准是什么？

我国自来水的卫生标准规定，加氯后，接触 30 分钟，每升水中含有的余氯不低于 0.3 毫克；集中式给水时，除出厂水应符合上述要求外，管网末梢每升水中余氯应不低于 0.05 毫克。消毒后，每毫升水中的细菌总数不超过 100 个，大肠菌群数每升应少于 3 个。用水时，有时会闻到氯味，那就是水中所含余氯的味道。

我们在网上找到北京的一次自来水的检查结果：硝酸盐0.7 ～ 9.7毫克/升（国家标准限值10毫克/升）；硬度380毫克/升（国家标准限值450毫克/升）；三氯甲烷0.011毫克/升（国家标准限值0.060毫克/升），说明都是符合国家标准的。

### 3.洗澡时间过长会导致癌症吗？

美国加利福尼亚大学洛杉矶分校教授梅尔认为，在密闭空间中洗澡越久，经由呼吸和皮肤吸入的氯仿量越多，每百万人会有12人因此致癌。

美国一位生物化学家对20个自来水中加氯和不加氯的美国大城市进行的调查表明，在10个自来水加氯的城市中，癌症死亡率比国家平均水平高17% ～ 34%。平均高22%；而10个不加氯的城市中癌症死亡率比国家平均水平分别低6%，到高8%，平均只高2%，结论是自来水加氯与癌症死亡率有肯定的关系。笔者认为，上述结论是值得商榷的。

① 我们的生活环境中，本身就存在许多有害的物质。微量的有害物质对人体的危害有限。应该说，生活中到处都存在着有害物质，这些有害的物质，只要在规定的范围内，都应该是安全的。

至于洗澡，无论时间的长短，洗澡的水都从身上流走了，残留在身上的水也都被毛巾擦干了，水中的有害物质本来就很微量，最后能够进入体内的更是微乎其微。

② 长时间洗澡的概念是什么？什么是长时间？ 10分钟，半个小时，1个小时？还是更长的时间？没有人给出定义，那么，在这个模糊时间概念下，得出的肯定答案是不够慎重的。

科学是需要数据说话的，如果认定，洗澡可以导致癌症，就应该定义长时间的概念，然后对长时间和短时间洗澡的人进行对比研究，这样得出的结论才是令人信服的。

③ 皮肤癌的发生率是多少？皮肤癌在白种人中是常见的，但在我国的发病率很低。1988年上海市市区皮肤恶性肿瘤发病率为1.53/10万。在澳大利亚南部地区皮肤癌的发病率至少达650/10万。而上述结论中的12/100万换算成标准的发病率为1.2/10万，这样的皮肤癌发生率已经是很低的了，这个

数据不能说明洗澡时间长的人皮肤癌的发病高于普通人群。而吸入呼吸道水蒸气更是微量，是不是洗澡水中氯仿引起的癌症，是很难确定的。

因此，我们认为，长时间洗澡会引起皮肤癌和肺癌的说法是缺乏充分依据的，只要自来水符合国家标准，就不会对健康造成危害。

当然，我们不提倡长时间洗澡，一是为了节约水源；二是每天长时间的洗澡会引起皮脂的丢失，引起皮肤干燥和瘙痒。因此，缩短洗澡的时间和洗澡的次数，对健康是有利的。

# 手术一做，癌细胞就转移了？

一位老病友带着他的老伴来到我的办公室，她老伴今年78岁了，发现乳腺包块3个月了。但这位老人精神很好，我检查了患者，乳腺外上象限有1个直径约2厘米的包块，与皮肤粘连，有典型的"酒窝征"，这是一个凭手感就可以诊断的乳腺癌。

当我问及为什么发现这么久了，都没有手术的时候。老人告诉我，家人都不同意手术，理由是手术一做，癌症就转移了。这是多么荒唐的理由啊，从医35年了，我已经无数次听说了这个"传言"，那么，这个"传言"靠谱吗？是时候告诉大家真相了。

### 1. 手术是清除肿瘤的重要手段

除了鼻咽癌、血液系统、淋巴系统的部分肿瘤，以及一些晚期肿瘤，失去了手术机会的病例外，多数癌症的治疗原则是以外科手术为主的综合治疗。换句话说，手术治疗是一项重要的治疗，甚至是首先的治疗，这就充分说明了手术在肿瘤治疗中的地位。其原理很简单，手术一次性地切除了整块的肿瘤组织，也就是清除了全部或者是绝大多数的肿瘤组织。如果寄希望于通过药物或者放射治疗来杀灭这些肿瘤细胞，往往是困难的，甚至需要耗费很长的时间。因此，手术在癌症治疗中的作用是毋庸置疑的。

2.民间传说的"肿瘤一动，就转移了"，究竟靠不靠谱？

首先，肿瘤的转移是有着自身规律的，一般认为，转移的方式有：直接蔓延、经淋巴转移、经血行转移和种植性转移等4种方式。

医生在肿瘤手术中都要遵循无瘤原则，包括切口膜对切口的保护、纱布包裹肿瘤、肿瘤完整切除等，不会对肿瘤本体进行切割，因此，不会导致肿瘤转移，换句话说，手术是不会导致转移的。

当然，尽管采取了防范措施，在手术中发生肿瘤的种植转移仍然是有可能的，也是难以完全避免的，但种植转移的发生概率是比较低的。

至于穿刺导致肿瘤的转移，也是没有依据的。英国报道，9000余例的细胞学检查病例中，无一例引起转移和病情进展的情况。

因此，我们认为，民间传说的"肿瘤一动，就转移了"，是没有科学依据的。

3.为什么有的患者手术前还好好的，手术不久后就死亡了？

如果是手术后因为并发症和意外疾病而导致死亡，这是手术的风险所致，也是目前医学上无法避免的问题，手术前医生都会告知患者或家属手术的风险，取得患者和家属的知情同意。

如果是因为肿瘤的扩散、转移而导致的死亡，这是因为一部分患者在手术前，细胞层面就已经出现了血液或者淋巴的转移，只是在解剖层面没有显现出来，我们的术前检查无法发现罢了，如，大约10%的乳腺癌在术前是可能发生血液或淋巴的微转移的。手术后，转移的肿瘤逐渐生长，到一定大小后被影像学发现了，人们就会认为是手术导致肿瘤转移了。实际上这只是一种巧合，临床上的发生率是不会很高的。如果我们不看多数肿瘤切除术后长期生存的病例，而只关注发生转移的少数病例，是很容易得出"肿瘤一动，就转移了"的结论的。

4.肿瘤根治了，为什么还会发生死亡？

在临床上，很多肿瘤做的手术都是根治术，如，胃癌根治术、结肠癌根治术。人们或许会问，为什么肿瘤根治了，还会发生死亡？

这是因为肿瘤的根治是一个相对的概念，手术只要按规范切除了肿瘤、清扫了淋巴结、切除了与肿瘤相连的部分正常的组织，就达到解剖学上的根治了。但这种根治是相对的，并不是绝对的。

如果绝对根治了，就意味着肿瘤完全消除了，也不会引起复发和死亡了，但在目前医学条件下是无法做到的。同时，肿瘤是否在手术前已经发生了血液或淋巴系统的转移，许多情况下是无法明确的。因此，根治手术并不代表治愈，如果治愈了，就不会要求患者手术后做放射治疗和化学治疗了。放射治疗和化学治疗的目的是为了"追杀"肿瘤的残余"部队"。

事实上，许多肿瘤患者手术后存活10年，甚至更长的时间，说明手术已经做到了完全根治，只是现有技术无法判断罢了。

**5.肿瘤开刀也是要讲时机的**

对肿瘤的治疗是首选外科手术治疗，但随着对肿瘤的研究进展，也发现部分中晚期肿瘤，由于肿瘤较大，或者与周围组织的界限不清楚，手术难以达到预期的效果，可通过术前的新辅助化学治疗，来达到缩小肿瘤，降低肿瘤分期的目的。经过几个月的化学治疗后，再接受手术治疗，可以获得更好的效果。

新辅助化学治疗技术的出现，提示我们对于肿瘤不能一刀切地马上做手术，必须要根据病情，决定治疗方案，寻找手术的最佳时间。

**6.为什么有的肿瘤不适合手术治疗？**

早期的实体肿瘤是主张尽快手术治疗的，但有一部分肿瘤是不适合手术的。

（1）非实体瘤或全身性肿瘤 如，白血病、恶性淋巴瘤、骨髓瘤等，由于病变为全身性的，一般不进行手术，如果出现包块，可以做手术活检，其目的是明确诊断。

（2）肿瘤切除比较困难的肿瘤 如，鼻咽癌、食道上段癌、舌根癌等。

（3）早期容易发生转移的肿瘤 如，肺部未分化小细胞癌，手术无法达到预期的效果。

（4）手术无法根治的肿瘤 如，中晚期扁桃体癌、胰腺癌等，由于肿瘤是向四周浸润性生长、边界不清，手术无法切除干净或者无法切除，即使手术也是姑息性的，如，对胰腺癌进行内引流或者外引流，解决患者黄疸的问题。

（5）晚期癌症患者和合并有严重的心、肝、肾、肺等疾病，而不能耐受手术治疗者。

综上所述，肿瘤的发生和发展有着它自身的规律，目前医学尚无法完全明确病因，肿瘤的治疗需要多学科合作，才能获得较好的效果。至于民间流传的"手术一做，癌症就转移了"的观点，是没有依据的。我们应该相信医生会给患者提供最佳治疗方案。

经过我们的劝说，本文开头那位耽误了3个月的乳腺癌患者，决定住院，并接受了手术治疗。

# 夜间抽筋是什么原因？

您遇到过夜间抽筋吗？可能很多朋友都遇到过，而且频率并不低。抽筋的时候，小腿肌肉强直、变硬，肢体不敢活动，那种钻心的疼痛，让我们从梦中惊醒。抽筋持续时间可以数秒钟、数十秒钟或者数分钟。许多人在问，抽筋是什么原因引起的？其实，这是一个最难回答的问题。

### 1.缺钙是抽筋的主要原因吗？

人们常说，抽筋是缺钙引起的，尤其是老年人，因为吸收功能减退，更容易发生抽筋，这似乎成为缺钙引起抽筋的依据了。但很多人大量补钙后，抽筋并没有消除。我们曾为这类患者查过血钙，但基本上是正常的。这是否说明缺钙不是抽筋的主要原因？

### 2.肌肉是怎样收缩的？

肌肉收缩与钙离子、钠离子、钾离子、镁离子等浓度有关，这是一个复杂的生化过程，当骨骼肌发生兴奋后，在膜上出现动作电位，刺激在细胞内部的肌小节缩短导致收缩，这一过程在医学上称为兴奋－收缩耦联，而钙离子是这一过程中的耦联因子。

细胞外的高钙时，钠离子内流，抑制肌肉使其兴奋性下降。当细胞外低钙时，一方面因钙离子对钠离子内流的竞争性抑制减弱而使细胞容易兴奋，另一方面，兴奋－收缩耦联未受到影响，而表现为肌肉抽搐，也就是我们说的抽筋。

由此看来，抽筋的发生与钙是有关的，但相关度有多大？目前还没有确切的数据。

### 3.血钙低就是缺钙吗？

科学研究发现，人体内约99%的钙是沉积在骨骼和牙齿中，只有约1%存在于软组织、细胞外液及血液中，医学上将这部分称为"混溶钙池"。很显然，血钙不能完全反映体内钙离子代谢的真实情况。

混溶钙池与骨骼中的钙保持着动态平衡，破骨细胞不停地将钙离子释出进入混溶钙池内，而混溶钙池中的钙离子又不断地通过成骨细胞沉积在骨骼中，以维持人体钙离子的动态平衡。当食物中的钙摄入不足时，人体可以从骨骼中动员钙进入血液，维持血钙的稳定；相反，当钙的摄入过多时，骨钙的动员就会减少，钙的沉积就会增多。因此，血钙正常并不能说明体内不缺钙，除非是体内缺钙太多，人体无法调节的时候，才会出现血钙的异常。

### 4.补钙还抽筋，还有哪些原因？

（1）疲劳　过度运动且身体疲劳容易出现抽筋，这种情况尤其多见于老年人。我们经常见到老人长时间或者长距离行走后，频繁出现小腿的抽筋，经过几日休息后，这样的抽筋才逐渐减少了。这是因为长时间的过度运动，会导致肌肉在短时间内持续收缩，肌肉的无氧运动会形成大量的酸性代谢产物。这些酸性代谢产物堆积，就很容易刺激小腿抽筋。随着乳酸等酸性代谢产物的消失，抽筋也就自然缓解了。由此看来，疲劳引起的抽筋和缺钙的关系似乎不大。

（2）寒冷的刺激　我们在游泳的时候或者在冬季的夜间，常常会发生抽筋，这是外界环境的寒冷刺激所致，其主要原因是肌肉在寒冷的环境内兴奋性增高。

（3）动脉粥样硬化　当动脉发生粥样硬化或血栓时，会导致肢体的血流不畅，无法及时带走肢体代谢的废物，而容易导致抽筋。因此，由于血运不良引起的抽筋，通过补钙是无法缓解的。

（4）大量出汗　人体大量出汗时，大量的水分和钾、钠、镁等电解质也会丢失，造成人体的内环境失衡，也容易发生肌肉痉挛。

（5）肢体受压　如果长时间保持某种姿势睡觉或者在冬天被厚重的被褥压迫，可使下肢的血液回流受阻，也会造成酸性代谢产物的积聚，时间长了也可引起小腿肌肉的抽筋。

（6）其他原因　从理论上说，肝脏功能的下降、甲状腺功能降低、甲状旁腺疾病、运动神经元疾病或服用了某些降血压、降血脂的药物，都有可能导致抽筋的发生。

总体来说，发生夜间抽筋的确切原因尚不清楚，也没有一项确切的指标来进行判断。我们认为，缺钙、疲劳和寒冷应该是三个主要的原因。

**5.发生抽筋怎么办?**

发生抽筋的时候，应对的办法主要就是对抗运动。

（1）手指抽筋　抽筋时，手指常呈伸展状态，似鸟嘴样。可以先握紧拳头，然后用力伸张，迅速重复数次，直至复原为止。也可以用健侧的手来被动屈曲抽筋的手指，然后伸展，多次运动后，可达到缓解的目的。

（2）手掌抽筋　手指交叉握紧，反转掌心向外，用力伸展向身后弯曲，多次运动后即可缓解。

（3）脚趾抽筋　将腿伸直，用抽筋的脚趾抵住另一只脚的脚跟，抬起未抽筋的脚，尽力向后压抽筋的脚趾。

（4）小腿抽筋　小腿抽筋是最厉害的，表现为小腿肚子，就是比目鱼肌的剧烈收缩，就像足球运动员抽筋那样，可以伸直小腿，将脚趾上钩，拉伸跟腱，达到缓解的目的。

但实际上，在抽筋的时候，肌肉异常强直、发硬，疼痛难忍，可能做不了上述动作。因此，上述方法不一定对任何抽筋都管用，可能在轻度抽筋或者开始缓解的时候，才能使用这些方法。

6.如何预防夜间抽筋的发生？

（1）补充钙剂　老年人由于胃肠道功能减退，对钙的吸收能力下降。因此，应该补充钙剂，可以通过药物，也可以通过喝牛奶、多吃豆制品来补充。

（2）注意保暖　在寒冷的冬天，应该注意保暖，除了加盖棉被外，还应该提高室内的温度。

（3）避免疲劳　避免超出平日运动量的运动，尤其避免长时间的走路。如果运动量增加了，应该在睡觉前用热水泡脚，以促进乳酸的吸收，减少夜间抽筋的可能性。

（4）及时治疗相关疾病　有心血管疾病的老人，应该及时治疗，以免导致下肢血管的血运不良。

（5）少饮酒　2018年7月，发表在《家庭医学年鉴》的一项法国和瑞士学者进行的对照研究发现，酒精摄入与60岁以上患者夜间腿部抽筋之间密切相关，提示减少酒精摄入有助于预防抽筋的发生。

综上所述，抽筋的发生原因并不完全清楚，不能一味认为是缺钙引起的，治疗的效果也只能缓解，关键是要做好预防，去除可能引发抽筋的原因，减少抽筋的发生。

# 高血压患者慎吃西柚

我们知道，高血压的患者是需要终生服药来控制血压的，一般都需要服用1～2种降压药物，将血压稳定在正常值的附近，这样才能避免高血压病对心、脑、肾等器官的损害。

有一种水果有降低血压的作用，它的名字叫西柚，又称葡萄柚。资料显示，它富含钾，而几乎不含钠，能够滋养组织细胞，增加体力，有利尿、改善肥胖和水肿的功效，还有一定消炎作用，对支气管炎的患者有一定的好处，也是高血压、心脏病和肾脏疾病患者较好的食疗水果。但对于服用降压药物的人来说，食用西柚就需要警慎了。

研究发现，西柚中含有一种称为呋喃香豆素的物质，它不可逆地抑制细胞色素P450酶，当这个酶受到抑制以后，会影响药物的代谢，从而导致吸收进入人体药物的相对增多。

治疗高血压的药物有许多类别，其中钙通道阻滞剂是较为常用的降压药，这类药物可以选择性地抑制钙离子经细胞膜上的钙通道进入细胞内，具有扩张血管和负性肌力作用，松弛血管平滑肌，减少末梢血管的阻力，从而达到降低血压的目的，但对脑、冠状动脉和肾血流量没有影响。药物在剂量的设计时，是非常精细地计算了药物在人体内的吸收和代谢情况，确保是有效和安全的。

吃了西柚之后，就会导致这类药物的吸收增加，相当于增加了药物的剂量，高血压的患者血压过度下降后，就会出现头晕、心慌、全身无力，甚至发生危险。

因此，对于长期服用高血压药物的患者而言，合适的药物和剂量已经形成了规律，可以很好地控制血压了。如果此时吃了西柚，就会打破这个平衡，给人体带来不适和危险。

需要指出的是，西柚对血压的影响时间远比想象的要长。一般认为，吃了西柚24小时内影响最大，持续时间可达3～7天。因此，我们建议服用高血压药物，尤其是钙通道阻滞剂的人最好不要吃西柚，以免引起血压的降低；如果吃了西柚，应该注意观察，可以减少服用高血压药物，积极监测血压，必要时，应到医院就诊。

那么，那些药物是钙通道阻滞剂呢？根据药物作用的部位不用，可以分为3个亚类。

（1）苯烷胺类　如，维拉帕米。

（2）二氢吡啶类　如，一代硝苯地平；二代缓释硝苯地平、非洛地平；三代拉西地平、氨氯地平；四代西尼地平等。

（3）地尔硫䓬类　地尔硫䓬。

因此，服用这些药物的患者，就不要吃西柚了。

虽然西柚对各种药物的影响程度可能会有不同，而且每个个体也会存在一定的差异，但为了安全起见，我们建议高血压患者在服药期间应避免吃西柚，或饮用西柚汁。

# 心前区疼痛别忘溃疡病

65岁的张先生因每天凌晨4点左右出现心前区疼痛就诊。稍有医学常识的人都知道，心前区疼痛首先要考虑心脏病，医生给他做了心脏彩超、心电图和长程心电图等相关检查，结果均为正常。

追问病史，患者有上腹部不适的表现超过10年了，还有反酸、嗳气，做了很多检查均没有查出原因，医生多次建议做胃镜检查，但患者均没有接受。最近1年来，频繁出现半夜心前区疼痛，才迫使患者到医院就诊。

典型的十二指肠球部溃疡表现为饥饿性疼痛，常常表现在半夜12点左右的疼痛，但凌晨4点左右的疼痛是不是溃疡病？最后，我们终于说服患者做了胃镜检查，胃镜检查发现该患者十二指肠球部有一个巨大的溃疡，心前区疼痛的罪魁祸首终于找到了。

谈到心前区疼痛，人们首先考虑的是心脏病，这是因为部位最近，危害最大，也最为常见。但张先生由于症状比较不典型，而多次误诊。现在看来，他的病史可能超过10年了。因此对于心脏检查没有异常的心前区疼痛，应该做胃镜检查。

由于药物研究的进展，十二指肠球部溃疡的药物治疗效果很好，经过2个月左右的药物治疗，一般是可以痊愈的。

患者经过幽门螺杆菌检查提示为阳性，在医生的指导下服用了药物治疗，经过45天的治疗，困扰患者1年多的心前区疼痛消失了，复查胃镜检查，溃疡已经愈合了。

# 自助餐：别使劲吃

自助餐是让食客们根据自己的喜好来选择食物，按需进食，既可避免浪费，又可避免传染疾病，是一种较为健康的饮食方式。但是，由于自助餐是一次性付费，对各类食物没有限制，也就是说，想吃多少就吃多少，因此，一些食客要尽量多吃一点，似乎不多吃一点就划不来，特别是一些老人吃自助餐，即使吃饱了，"松松裤带"也还要再吃一点。其实，这种暴饮暴食的吃法对健康是会带来危害的。

第一，部分老年朋友常会有高血压、冠心病、糖尿病等慢性疾病，这些患者的饮食是需要注意的，过量的饮食对疾病是会产生影响的。

第二，吃得过饱会引起急性胃扩张，甚至可能导致胃穿孔。我们在长期的临床工作发现，大多数的胃穿孔患者有暴饮暴食史。这是因为，胃是有一定容量的，超过其容量就会使胃过度膨胀，甚至发生破裂或穿孔。

第三，可以诱发急性胰腺炎。据统计，约有30%的急性胰腺炎是由暴饮暴食引起的。暴饮暴食后，一方面，可能引起十二指肠乳头水肿和括约肌痉挛，影响胆汁和胰液的流入肠道；另一方面，大量进食后胃酸的分泌增加，也促进胰液的分泌，两者的共同作用，可以使胰管破裂，发生胰液的外漏，而导致胰腺炎的发生。急性胰腺炎是一种比较凶险的疾病，死亡率较高。

第四，可以诱发胆囊炎和胆囊结石的急性发作。这是因为大量的食物进入胃内，促使胆汁分泌速率加快，同时将胆囊内储存的胆汁迅速挤压出来，以消化食物。对于有胆囊结石的患者，在胆囊收缩的过程中，有可能会导致结石的嵌顿，而发生急性胆囊炎，出现腹痛、高热和黄疸等一系列表现。

第五，可能诱发心脏病。过量的食物可能增加心脏的负担，这对于老年人和心脏病患者来说，无疑是"雪上加霜"了，甚至可能诱发猝死。那种要求心脏病患者吃"七分饱"的说法是有一定道理的。

由此可见，自助餐虽然有它的优点，但对于健康的潜在影响也是不容忽视的。因此，吃自助餐，应适量，不可因小失大。

# 警惕过量射线危害健康

随着医学科学的进步，各种高科技的检查手段不断涌现，包括CT、磁共振和PET-CT等。这些现代化设备的出现，在疾病的诊断和治疗中大显身手，大大地提高了诊断准确率和治疗的有效率。

但这些设备也不是万能的，有着其适应证和禁忌证，这些检查中有的是会使人体暴露在射线下的，如，CT、PET-CT等。对于需要检查的必须检查，但对于可做可不做，甚至不需要做的，就不应该做，这是为了减少射线带来的损害。

但在临床上，有部分患者迷信检查，认为它是万能的；也有人认为不做白不做。其实，这些想法都是错误的。

在这些观点的误导下，患者接受了大量不需要做的检查，不但导致了浪费，更重要的是可能会对患者的身体形成了新的伤害。

去年，我的朋友打电话给我，说她母亲在某医院做一个胆囊手术，医生开刀前要给她做6个CT：上腹部CT平扫＋增强、下腹部CT平扫＋增强、盆腔CT平扫＋增强，问我有没有必要。我说，在我们医院只做一个彩超就够了，最多再做一个上腹部CT平扫，完全没有必要做6个CT。这些CT做下来可能需要3000多元，更重要的是人体接受了过量的射线，对健康是有害的。

不久前，我的一个亲戚，拿着胸部CT的片子给我看，这是一家知名医院的体检片子，我问常规体检为什么做CT呢？亲戚告诉我，这是医院安排的。我感觉到这又是一例CT的过量使用，因而，下面有必要科普一下有关知识。

如果我们把拍片看成是"照相"，那么，CT就是"摄像"。但无论是X线片，还是CT，其射线对人体都是有害的，只不过是程度不同罢了。同时，还要考虑风险效益比，也就是说，我们能够通过"照相"解决问题的，就不要"摄像"；能够做一次"摄像"的，就不要做多次的"摄像"。那种认为这些射线是完全无害的观点是值得商榷的。确实，这些设备是安全的，但是安全不等于对身体没有危害，多次累积的射线对身体的危害则可能更大。那种不做白不做的想法是错误的。的确，没有必要的检查，"伤"的是你自己，这种便宜还是少占为好。

人体的有些器官，如，造血系统、性腺、乳腺和甲状腺，对射线是非常敏感的，人体暴露在大量射线下后可以造成白细胞降低、生育能力降低，而过量地接受射线是可能导致乳腺癌和甲状腺癌。因此，头颈部和胸部CT检查对这些器官都是有隐患的，减少不必要的检查是有健康意义的。

当然，我们也不是反对做CT检查，要严格掌握检查的指征，对需要做的就做，不需要做的就不做，能少做的就不要多做，这就是风险效益比。那种一个手术做6个CT的做法，无疑是错误的。

# 热CT是什么？

谈到CT大家都知道，但热CT是什么？可能知道的人就不多了，今天我们来科普一下。

### 1.CT的发现

大家都知道，CT是一种先进的诊断设备，它是英文Computer Tomography的缩写，翻译成中文是计算机断层扫描术。在CT发明以前，我们常利用X线检查来检查人体疾病的技术，但人体有些器官对X线的吸收差别极小，对那些前后重叠的组织的病变难以发现。

1963年，美国物理学家科马克发现人体的不同组织对X线的透过率是不一样的，他的发现为后来CT的研制奠定了基础。

1967年，英国电子工程师亨斯费尔德制作了一台能加强X线放射源的简单的扫描装置，这就是CT的雏形。

1971年9月，他在英国的一家医院安装了这种设备，10月4日，开始了人类历史上的第一个CT检查，获得了成功。

1972年4月，亨斯费尔德在英国放射学年会上公布了这一结果，这是自伦琴发现X线以后，放射诊断学上最重要的成就。为此，亨斯费尔德和科马克共同获得了1979年诺贝尔生理学或医学奖。

### 2.各种扫描成像技术层出不穷

如今，CT已经家喻户晓了，CT诊断已经广泛应用于临床，为疾病的诊断做出了巨大的贡献。但由于CT有射线，而且应用中也存在一些问题，尚不能解决所有疾病的诊断问题。因此，各种新的扫描成像技术不断涌现，极大地补充了X线CT的不足，如，超声CT（UCT）、γ射线CT（γ-CT）、磁共振（MRI）、E-CT正电子发射断层显像/X线计算机体层成像仪（PET-CT）、发射单光子计算机断层扫描（ECT）等，它们从不同角度完善了X-CT的不足。而热CT正是这个大家庭的新成员。

### 3.热CT：有前途的诊断方法

热CT是热扫描成像系统的简称。我们知道，正常的人体是一个代谢基本平衡的热辐射体，如果人体的某一个部位出现了问题，就会出现代谢的异常活跃或减低，根据这个变化，可以提示该部位的组织或细胞发生了异常，出现了病理性改变。

热CT的原理是利用红外热辐射接收扫描器接收人体细胞在新陈代谢中发出的红外线辐射信号，经计算机分析和处理来诊断疾病。它可以在患者没有症状，或其他检查方法没有发现病灶前，提示人体出现了什么问题，有助于对癌前病变、早期癌症的诊断和鉴别诊断。据有关资料统计，热CT对早期恶性肿瘤诊断率可达80%以上，对早期心肌梗死、脑出血、栓塞等疾病的诊断准确率达85%以上；对甲状腺、乳腺、前列腺、妇科疾病诊断准确率可达95%以上。同时，热CT在热扫描过程只接收人体热辐射，对人体无损伤，对环境无污染，无须特殊准备，是一项有前途的影像学检查。

# 使用头孢类药物为何不能喝酒？

现在许多普通百姓都知道，使用了头孢类药物是不能喝酒的，使用了头孢类药物后喝酒，有可能会导致死亡。那么，使用头孢类药物后喝酒为什么会导致死亡呢？

### 1.什么是双硫仑样反应？

这是因为使用头孢类药物后喝酒会产生"双硫仑样反应"。所谓"双硫仑样反应"是1948年哥本哈根的雅各布森发现的。人体吸入微量作为橡胶硫化催化剂的双硫仑后，会引起面部潮红、头痛、腹痛、出汗、心悸、呼吸困难等表现，尤其是饮酒后会更明显。因此，人们把接触了双硫仑后出现的表现称为双硫仑样反应。

当人们饮酒后，酒精先在肝脏内经乙醇脱氢酶的作用转化成为乙醛，乙醛再经乙醛脱氢酶作用转化为乙酸，乙酸进入枸橼酸循环，最后转变为水和二氧化碳排出。而双硫仑可抑制乙醛脱氢酶，使乙醛不能氧化为乙酸，致使乙醛在体内蓄积，而产生一系列反应。

### 2.双硫仑样反应有哪些表现？

许多抗生素具有和双硫仑相似的作用，如果用药后饮酒，会发生面部潮红、眼结膜充血、视觉模糊、头颈部血管剧烈搏动或搏动性头痛、头晕、恶心、呕吐、出汗、口干、胸痛、心肌梗死、急性心力衰竭、呼吸困难、急性肝损伤、惊厥，甚至导致死亡。

### 3.哪些药物可以引起双硫仑样反应？

除头孢类抗生素外，还有硝咪唑类药物，如，甲硝唑、替硝唑、奥硝唑、塞克硝唑，其他抗菌药，如，呋喃唑酮（痢特灵）、氯霉素、酮康唑、灰黄霉素等，都可以引起双硫仑样反应。

### 4.出现双硫仑样反应怎么办？

第一，停止使用引起双硫仑样反应的药物，停止饮酒。

第二，洗胃，排出胃内酒精，减少酒精的吸收。

第三，药物治疗，可以使用地塞米松或纳洛酮等药物治疗，静脉输注葡萄糖液、维生素 C 等进行保护肝脏的治疗，促进酒精的代谢。

第四，如果出现心肌梗死、急性心力衰竭、呼吸困难、急性肝损伤、惊厥等表现，则做相应的处理。

### 5.双硫仑样反应的预防

预防双硫仑样反应主要措施是使用有关药物后，不要饮酒，甚至在停药后的 1 ～ 2 周以内也要远离酒精。因此，只要我们用药后远离酒精，就可以避免双硫仑样反应的发生。

# 哪些患者不能随意搬动？

最近，一条飞机上出现急症患者的消息引起了人们的关注，在患者搬运的问题上也引起了争议。那么，人们不禁要问，哪些患者不能随便搬动？

### 1.突然倒地的患者

这些患者常常表现为神志不清楚，多为心脑血管疾病引起的，常见的是心肌梗死、脑出血、休克和癫痫等疾病。随意扶起和搬动患者会增加患者的心肌耗氧量，可能加重病情。对卒中和心脏病发作患者正确的做法应该是，在急救人员到来之前应让患者原地静卧休息，不要随便搬动患者，更不能扶患者走动。对倒在狭小的厕所或浴缸里的患者，可轻轻地将其移至附近可以开展急救的地方。对有呕吐的患者，可将患者的头部偏向一侧，以免发生窒息，同时注意保暖，等候急救人员的到来。对癫痫大发作的患者，除了做到以上几点外，还应该移开患者周围可能造成伤害的东西。

### 2.脊柱外伤的患者

我们知道，人体脊柱分为颈椎、胸椎、腰椎、骶椎和尾椎，而人体的脊髓主要是在颈部、胸部和腰部，这些部位的损伤是可能造成严重后果的。

（1）颈部外伤　尤其是怀疑有颈髓外伤的患者，应该注意固定头部，防止头部来回摇动，这是因为人体的生命中枢都在颈髓附近，反复地摇动头部可能造成脊髓的损伤，而导致高位截瘫；严重的甚至发生生命中枢的损伤，一旦损伤了生命中枢，就会导致患者发生心跳呼吸骤停而危及生命。

（2）胸、腰部外伤　胸、腰部外伤有可能损伤脊椎的骨折脊髓，而导致截瘫。因此，正确的搬运方法应该是用硬板搬运，没有硬板的条件下，必须有至少3人搬运，以保证患者的脊柱在一条线上，绝对不能扭曲患者的身体。

### 3.四肢骨折的患者

四肢骨折有明显的畸形不宜搬动，搬动的后果就是加重患者的损伤，正确的做法应该是就地取一块木板或树枝，用绳子将患者的肢体与木板固定起来，这样可以防止患者骨折端的移动，以免加重骨折对患者的损伤。固定时，木板一定要超过患者骨折处的上下关节，这样才能提到固定的作用。

### 4.严重烧伤的患者

遇到全身大面积的烧伤患者，患者身上的每一块皮肤都是非常宝贵的，不恰当的搬运会加重患者皮肤的损伤，这类患者一定要等专业人员来进行救治和搬运。

因此，对待突发的健康事件，我们应该普及相关的急救知识，正确的急救是有利于患者康复的，但是不正确的急救可能加重病情。如果你有这方面的知识，就要大胆出手；如果没有，还是呼救，等待专业人员的救助。

## 急腹症的患者可以使用止疼剂吗？

不久前，我遇到一例45岁的男性患者，他因突发上腹部剧烈绞痛2小时急诊入院。入院体检：板状腹，全腹压痛阳性，反跳痛阳性，肝浊音界存在，肠鸣音消失。腹部平片仅见肠胀气，未见膈下游离气体。诊断考虑为急性弥漫性腹膜炎、胃十二指肠溃疡穿孔。由于没有发现膈下游离气体，我准备让护士给患者插胃管，从胃管内注入气体，再到放射科拍片。正在我布置的时候，患者家属大叫了起来："患者这么疼，你们还要检查，不能先打止疼针？"我感到家属可能不理解医院的处理方式，再不做解释，就可能发生纠纷了。

我把家属请到了办公室，跟家属介绍了病情，告诉家属："我知道患者目前非常痛苦，但是目前诊断不清楚，怎么能给患者打止痛针，做手术呢？……"家属无奈，只有说，那按照你们的意见办吧。

护士顺利地插入了胃管，我安排下级医生向患者胃管内注入200毫升的空气，再次到放射科拍腹部平片，发现右侧膈下有新月状游离气体，空腔脏器穿孔的诊断可以确立了，我们决定手术了，这时我们给患者注射了一针哌替啶，患者的腹痛缓解了。我们急诊给患者做了手术，术中证实为十二指肠球部前壁穿孔。

手术后，我跟患者家属谈了一次话，告诉他为什么一开始没有用止疼剂。

① 由于患者突发腹痛，诊断不清楚，如果贸然使用了止疼剂，患者腹痛就会缓解，甚至消失，不利于医生的观察和诊断，势必会延误病情。

② 因为药物的作用，患者的疼痛缓解后，腹腔内的病变如果继续加重，也没有症状，这样会掩盖病情，最后导致不良的后果。

③ 一旦使用了止疼剂，腹痛好转，患者就会误认为是病情已近好转了，不愿意接受手术，甚至离开医院，将会给患者带来更大的危害。

当然，随着医学模式的转变，医生也要尽量减少患者的痛苦，在患者诊断明确后，做手术前还需要一段时间准备，此时给患者注射哌替啶或吗啡可以缓解患者的疼痛，是一种人性化的治疗。

听了我的话，患者家属连连点头，表示理解。

因此，对于急腹症，在诊断不明确、没有确定治疗方案的时候，是不能使用止疼剂的；对于诊断明确，可以不手术的患者，止疼剂不会延误病情的疾病（如，急性胰腺炎），使用止疼剂是有利于患者治疗的。

# 喝豆浆致癌？危言耸听的结论

随着人们健康意识的增强，大家越来越重视饮食的健康了。大家都知道，吃原生态的食物是有利于健康的。豆浆里面含有植物雌激素，营养丰富且易于消化吸收，是一个较好的健康饮品。同时，也有观点说，乳腺癌的患者不能喝，现在似乎又得出了豆浆可导致乳腺癌的结论，那么，豆浆究竟能不能喝呢？

在回答这个问题前，我们先来看看豆浆的成分是什么。

### 1.豆浆的成分

大家知道，豆浆是由大豆磨制而成的，豆浆中含有大量的植物蛋白和磷脂，还含有维生素$B_1$、维生素$B_2$、烟酸、钙和铁等物质。能够防治血脂异常、高血压、动脉硬化、缺铁性贫血、骨质疏松等疾病，预防老年痴呆症和乳腺癌的发生，还能美白养颜，调节内分泌系统，减少青春痘和痤疮的发生。因此，豆浆有着"植物奶"的美称。

### 2.乳腺癌是什么发生的？

科学研究证实，乳腺癌的发生与月经初潮早，绝经时间晚，行经时间长，未婚者，未育或晚育，未哺乳以及吸烟、饮酒、家族中有乳腺癌病史和饮食等多方面因素有关。这些因素中，雌激素水平过高无疑与乳腺癌的发生有密切关系，过量的雌激素与雌激素受体结合后，作用于乳腺组织，就可能导致乳腺癌的发生。但上述病因中，也有很多是不良的生活习惯引起的。因此，我们认为，乳腺癌的发生除了与雌激素水平密切相关外，与个人的生活方式也是有很大关系的。

### 3.喝豆浆会导致乳腺癌吗？

在豆浆中，含有一种称为大豆异黄酮的物质，它的双羟基酚化学结构与女性卵巢分泌的雌二醇相似，是一种植物雌激素，但其活性是内源性雌二醇活性的 1/10000 ~ 1/1000。它的作用与人体内或者化学合成的雌激素有相似的地方——能够与人体器官组织上的雌激素受体相结合，从这点看，饮用豆浆似乎会增加乳腺癌的发生。但另一方面，大豆异黄酮又与体内的雌激素有不同，它不是单向增加激素的含量，而是要根据人体内的雌激素水平来进行调节的。大豆异黄酮在人体内起着神奇的双向调节作用。当人体内的雌激素不足时，大豆异黄酮与雌激素受体结合，发挥弱雌激素效应，增加了雌激素的效应。当雌激素水平过高时，大豆异黄酮以"竞争"方式与雌激素受体结合，也发挥着弱雌激素效应，由于大豆异黄酮占据了受体的位置，让人体"强"的雌激素无"用武之地"，从而达到降低体内雌激素的作用。因此，大豆异黄酮既能代替雌激素与受体结合发挥雌激素样作用，又能干扰体内的雌激素与受体结合，表现为抗雌激素样作用。异黄酮在体内最终表现为哪种作用，要取决于机体本身的激素状态。它在人体内这种有趣的双向调节作用，决定了豆浆是不会增加乳腺癌发生的。

因此，喝豆浆会导致乳腺癌的说法是没有科学根据的，是站不住脚的。据2008年世界权威医学杂志《癌症》中的文章显示，大豆里的大豆异黄酮不但不会增加乳腺癌的风险，反而会降低潜在的乳腺癌患病风险，对乳腺有着保护作用，还对乳腺癌患者病情的恢复有帮助。

大豆里的植物雌激素虽然具有动物雌激素的作用，但是它引起乳腺增生的作用却不到动物雌激素的1/1000，而且可以改善绝经期综合征的症状，还具有良好的防癌作用，可以降低胃癌、前列腺癌、结肠癌和卵巢癌的危险度。

### 4.如何把握喝豆浆的"度"？

任何事情都有一个"度"。豆浆虽好，每天喝多少为好呢？目前我国还没有大豆异黄酮每日的摄取标准。日本厚生省2006年提出膳食中大豆异黄酮摄取上限为每日70 ~ 75毫克，饮食外追加的摄取上限为每天30毫克，也就是每日在100毫克左右。由于豆浆的浓度不同，大豆异黄酮的含量也不同，我们只有以大豆来作为标准。有研究表明，每100克大豆含有大豆异黄酮约128毫克，我们可以根据这个数据来进行估算。日本学者认为，每天食用20～30克大豆，就可获得充足的大豆异黄酮。

因此，我们认为，豆浆致癌，危言耸听；但豆浆好喝，也不要贪杯哦。

# PICC是什么？

大家都知道，PICC为是中国人寿保险的英文缩写，但是今天我们不是谈保险，医学上的PICC是经外周中心静脉导管的英文缩写，是利用导管技术将导管经过上肢的贵要静脉、肘正中静脉或头静脉，送达靠近心脏的大静脉，以方便患者的治疗。

1.PICC 的优点是什么？

这项技术避免了患者每天的静脉穿刺，还可有效避免化学治疗药物与上肢静脉的直接接触，加上大静脉的血流较快，可以迅速稀释化学治疗药物，减少了药物对血管的刺激，起到保护上肢静脉，减少静脉炎发生的作用，还能减轻患者的疼痛，提高生存质量。因而，这项技术受到了广大患者的欢迎。

但是，由于这项技术是需要放置导管的，导管一般要进入体内45～48厘米，有可能引起导管的脱落、折断，甚至导致感染，因此，应用PICC是有其适应证和禁忌证的。

2.PICC 置管的适应证

① 需要长期静脉输液，但外周浅静脉条件差，不易穿刺成功者。

② 需反复输入化学治疗等对血管有刺激性的药物。

③ 长期输入高渗透性或黏稠度较高的药物，如，高渗葡萄糖、脂肪乳剂和氨基酸等。

④ 需要使用压力或加压泵快速输液者。

⑤ 需要反复输入血液制品，如，全血、血浆、血小板等。

⑥ 需要每日多次静脉抽血检查者。

### 3.PICC 置管的禁忌证

① 患者的身体条件不能承受插管操作，如，凝血机制障碍、使用免疫抑制剂者应该慎用。

② 已知或怀疑患者对导管所含成分过敏者。

③ 既往在预定插管部位有放射治疗史。

④ 既往在预定插管部位有静脉炎和静脉血栓形成者、有外伤史和血管外科手术史。

⑤ 局部组织因素，影响导管稳定性或通畅者。

### 4.PICC 的护理

① 使用期间要注意手臂活动幅度不能过大或太剧烈，防止导管脱落或断裂。

② 每周进行一次冲管和换膜。

③ 洗澡尽量使用淋浴，薄膜松动要及时更换。

### 5.PICC 可以放置多久？

一般认为，PICC 可在体内留置 6 个月 ~ 1 年。

PICC 目前已成为危重病和化学治疗患者静脉治疗的一条方便、安全、快捷、有效的静脉通路，但由于 PICC 的置管成本较高，并有出现并发症的可能，因此，对短期输液的患者，应该慎重考虑。

## "乳腺增生" 需要治疗吗？

在教科书上、报纸上、医院里，医生和患者常常都提到一个医学名词——乳腺增生或者是乳腺囊性增生症。这种提法正确吗？

乳腺增生是许多人都知道的一种常见的疾病，长期以来，许多医生和患者都以乳腺增生来进行治疗。其实，这个概念是不正确的，甚至是错误的。

首先，我们认为，乳腺增生是一个病理诊断，只有病理医生根据病理切片来进行诊断，临床医生在没有病理的支持下，作出乳腺增生的诊断是不慎重的。

其次，乳腺增生的概念是不确切的，这种术语不能区分组织学的变化，在病理切片上是单层细胞增生，还是多层细胞增生？有没有不典型增生？笼统地称为乳腺增生没有确定正常增生和异常增生的界限；没有区别临床表现和组织学变化的关系，不利于癌前病变的评估。

最后，现在的观点认为，大多数良性乳腺疾病与生育年龄有关，是一个从正常到失常，再到出现疾病的过程。可以说，任何一位曾经哺乳的妇女的乳腺组织在病理上都会有不同程度的乳腺增生，这是一种正常的变化，多数是不需要治疗的，但如果出现了症状，如疼痛和包块等，就应引起重视，甚至需要治疗了。

因此，目前临床上的乳腺增生诊断是把"胡子眉毛一把抓"，这太过笼统，是不合适的。我总和患者打这样一个比方，我只说你是一个人，行不行？肯定是不准确的。因为人分为很多种，你是一个什么人，是好人，还是坏人？是老人，还是儿童？是男人，还是女人？这是有着本质上的不同的。

因此，国际上统一将这类疾病称为良性乳腺病，是指乳腺的非恶性状态，它包括临床和病理的大范围失调，我们常说的乳腺腺病、囊肿、纤维囊性乳腺病、乳腺导管扩张症、乳腺纤维化、纤维腺瘤、上皮增生、组织化生和乳头状瘤等都可以称为良性乳腺病。长期以来，一些不精确、不完整且缺乏特指性的术语，易暗示患者处于"疾病"状态，忽视了乳腺这个内分泌器官的正常动态变化。1987年国外学者首次提出了良性乳腺病是正常发育和退化过程中的失常的概念，这一观点很快就获得了广泛的支持，并被人们所接受。

正常发育和退化过程中的失常是一个双向的概念，它用正常到疾病的变化过程，代替了原来的"正常"和"疾病"的观点。正常发育和退化过程中的失常的概念强调四大原则。

① 大多数良性乳腺疾病与生育年龄的正常过程有关。

② 有一个正常到失常，再到偶尔出现疾病的过程。

③ 根据实际情况解释正常和不正常。

④ 正常发育和退化过程中的失常的概念包括了所有的方面——症状、体

征、组织学和病理。

尽管良性乳腺疾病是良性的，但其中一部分有恶变的可能。大量研究证实，良性乳腺疾病会增加乳腺癌发生的危险性；对于年龄较大的妇女危险性更高。因此，认为良性乳腺疾病是乳腺癌的独立预测因素，且一旦发生乳腺癌，肿瘤大于2厘米的可能性增大。

那么，良性乳腺疾病发展成为乳腺癌的危险是多少？据国外的大量病例研究证实，乳腺腺病、导管扩张、单纯纤维腺瘤、纤维化、乳腺炎、轻度上皮增生、组织化生不增加癌变的危险性。而复杂的纤维瘤、中度多层上皮增生、硬化性腺病、乳头状瘤则轻度至中度增加癌变的危险性，换句话说，就是比正常人高1.5～2倍。导管和小叶的不典型增生中度增加癌变的危险性，增加4～5倍。

从上面的资料中我们不难看出，轻度上皮增生、中度多层上皮增生和不典型增生都是属于临床上所谓"乳腺增生"的，但它们的危险性则完全不同，相当一部分乳腺增生是不需要治疗的。我们建议，对"乳腺增生"的诊断一定要有手术活检或穿刺病检的资料。正确区分哪些"乳腺增生"需要治疗，哪些是不需要治疗的，这样可以避免过度治疗，避免加重患者的精神负担。

# 肾脏为什么会萎缩？

最近，一男子术后右肾离奇失踪的消息，引起了人们的热议，他的肾脏哪去了？最后发现是右肾受伤后萎缩了。人们不禁要问，肾脏为什么会萎缩呢？

### 1. 肾脏的解剖

回答这个问题，我们先来复习一下肾脏的解剖。

肾脏是位于腹膜外的实质性器官，位于腹膜后间隙内的脊柱两侧，左右各一，其外形似蚕豆，左肾上极平第11胸椎，下极与第2腰椎齐平。右肾上方与肝相邻，位置比左肾低半个到一个椎体，右肾上极平第12胸椎，下极平第3腰椎。

肾的正常位置要靠多种因素来维持，如，肾被膜、肾血管、肾的邻接器官、腹内压，以及腹膜等。

**2.哪些原因会导致肾脏萎缩呢？**

肾脏可出现单侧的肾萎缩或者双侧的肾萎缩。导致肾萎缩的原因如下。

① 先天性的肾发育不全。

② 终末期肾病：肾功能衰竭、急性肾小球疾病、糖尿病性肾病、慢性肾小球肾炎、高血压性肾病、急性肾小管坏死等。

③ 肾实质的破坏：囊肿、肿瘤、脓肿和血肿、局灶性肾盂肾炎、肾梗死、萎缩性肾盂肾炎和多囊肾等。

④ 肾结核。

⑤ 肾血管性病变：肾动脉内膜疾病、肾动脉的狭窄和外伤等。

**3.什么样的外伤会引起肾萎缩？**

外伤后，如果肾血管或肾实质明显受损，在手术中是可以看见肾脏的血运障碍或者肾脏和肾动静脉的出血的，这样的损伤在临床上易被发现，外科医生是可以做出修补或肾切除的决定的。

但对于不明显的血管损伤或肾脏的损伤比较轻微，对于肾脏的血供判断不一定十分准确，处理起来就有一定的难度。有时看见肾脏的血运良好，但手术后肾脏可以继续发生血运障碍，而导致肾脏的供血不足，甚至发生血管闭塞，最终导致肾脏缺血、坏死，逐渐缩小。

笔者就遇到过一例左侧腹膜后肿瘤的患者，手术中发现肿瘤包绕肾脏，行肿瘤切除后，疑肾血管损伤，但经过仔细观察，肾脏的血供情况尚可，考虑到术前没有评估对侧的肾功能情况，暂时保留肾脏。术后2年，患者发生肾性高血压，做CT发现左肾萎缩，再次手术切除一个板栗大小的肾脏，手术后患者的血压恢复正常。

肾萎缩一般是会留有"蛛丝马迹"的，需要医生在影像学资料上认真地寻找，多数是可以找到的。

# 你知道超级细菌感染吗？

在我国，抗生素滥用问题非常严重。要知道抗生素滥用的后果，是会导致出现"超级细菌"的。那么，什么是超级细菌感染呢？

**1.什么是超级细菌？**

超级细菌并不是一种细菌，是一类细菌的总称，又称多重耐药性细菌，是指那些对大多数抗生素耐药的细菌。其中，最著名的是耐甲氧西林金黄色葡萄球菌（MRSA），也是最常见的多重耐药性菌之一。

**2.超级细菌形成原因是什么？**

在人体体内，有一个"防空识别区"，这就是人体的免疫系统。它像一个大网一样监控着整个机体，一旦有细菌、病毒或真菌等病原微生物入侵，人体的免疫系统就可以出击，消灭"敌人"。

当"敌人"众多，人体的免疫系统无法战胜这些病原微生物的时候，就会导致疾病的发生，这时就需要我们应用药物治疗，通过外源性的力量，打击"敌人"。对抗细菌的这类药物就是抗生素。但由于长期以来人们过度地依赖抗生素，加上食物中，也可能含有抗生素，如人们吃的鸡、鸭、鱼、肉等肉类中也有许多抗生素。这是因为动物在喂养的过程中，为了减少疾病的发生，在饲料中添加了抗生素，由于长期地添加抗生素，这些动物宰杀后，这些药物自然就存留在肉类中了。人们吃了这些肉类后，也同时摄入了抗生素。

正是因为人类长期、大剂量地使用了抗生素，使得细菌微生物逐渐适应了这些药物。它们为了适应这种变化，产生了变异，这些变异的细菌也"学会了"对抗抗生素，而产生了耐药性。当这些变异的微生物再次侵袭人体的时候，抗生素就无法发生作用了。

### 3.人类与超级细菌的斗争仍在继续

应该说，"道高一尺，魔高一丈"。面对超级细菌，科学家们也在不断开发新的药物；但同时，病原微生物也在不断变异，来对付新型的药物。应该说。这场博弈将是一场旷日持久的拉锯战。这场战争的最后胜利者究竟是谁，目前还难以作出判断。但是现状是，超级细菌的变异能力在逐渐增强。尽管我们坚信人类终究会战胜疾病，但超级细菌的这种变异能力，不得不引起我们的担忧，一旦超级细菌的变异速度超过人类的药物研制的速度，我们就将面临无药可用的可怕后果了。

### 4.面对危机，我们怎么办？

（1）合理使用抗生素　合理使用抗菌药物，是控制或减缓细菌耐药性产生的重要手段。能不用抗生素的尽量不用，必须要用的，要严格执行抗生素的使用规范，不越级使用抗生素。

（2）加强合理应用抗生素的科普宣教　在门诊，我们经常可以遇到患者要求输液使用抗生素的情况。如果医生不同意使用抗生素，势必会引起争吵。因此，向百姓普及合理应用抗生素的知识，防止滥用抗生素，已经到了刻不容缓的地步。通过科普告知百姓要慎重使用抗生素，对抗生素的使用要坚持"四不"原则：不随意买药、不自行选药、不任意服药、不随便停药。

（3）加强预防工作　要注意个人卫生，尤其是正确洗手，加强身体锻炼，合理膳食，注意休息，提高机体的抵抗力。

去医院探视重症患者后，一定要做好消毒和隔离工作，离开后，要注意洗手和更换衣服，避免因探视而感染疾病。

（4）严厉打击动物饲养中添加抗生素的行为　对于养殖业中添加抗生素的行为，有关部门应该加以规范，查处和打击滥用。

超级细菌的出现，给我们提出了一个严峻的话题。抗生素的使用不是一个个人问题，而是关系到人类生存的重大问题。为了避免人类的灾难出现，我们必须合理使用抗生素，避免抗生素的滥用。

# 消化道手术后如何补充营养？

消化系统手术后的恢复是比较慢的，这是因为消化道功能没有恢复，人就无法正常吸收营养，甚至无法进食。俗话说得好："人是铁，饭是钢，一顿不吃饿得慌"，几天甚至更长时间不进食，会造成术后体重下降、伤口愈合慢等现象，甚至出现营养不良，因此术后的营养支持是非常重要的。那么，手术后应该如何补充营养呢？

**1.什么是营养？**

营养是维持人体正常生活所必需的物质基础。氮平衡是衡量人体营养状况的重要指标。所谓氮平衡是指氮的摄入量与排出量之间的平衡状态。测定摄入氮的量和排除氮的量，并比较两者的比例关系，以及体内组织蛋白代谢状况的实验称为氮平衡，包括总氮平衡、正氮平衡和负氮平衡三种情况。

**2.手术为什么会发生营养不良？**

我们知道，任何一台外科手术都会造成人体的损伤，除了切除器官的损伤外，还会发生营养不良。营养不良对于手术的耐受力和术后的恢复都会有重要影响。

手术后的前半阶段为组织分解期，其特点是有轻度发热，不思饮食，尿量减少，滞钠排钾，表现为负氮平衡。手术后的后半部分是组织合成期，随着人体创伤的逐渐恢复，机体的异常代谢为正常代谢所替代，钾和氮的负平衡逐渐转换为正平衡，最后脂肪储积，体重增加，逐渐恢复正常。

外科手术患者都可能存在不同程度的负氮平衡，腹部手术由于术前进食少，手术后还需要持续禁食，有的需要禁食1周，或者更长的时间，这样长期的禁食对人体的影响是很大的。国外资料显示，普外科住院患者营养不良发生率为27%；国内的研究表明，普外科住院患者营养不良发生率为12.4%，营养风险发生率为29%。

### 3.为什么普外科手术患者营养不良发生率高？

普外科手术主要分为三大类，一是消化道的手术，二是肝、胆、胰、脾手术，三是乳腺、甲状腺、疝和下肢静脉曲张手术。除了第三类手术禁食的时间较短外，前两类手术的，尤其是消化道的手术，往往禁食时间较长，可以达几天，1周，甚至更长的时间。这类患者营养不良发生率高的原因如下。

（1）术前进食少　一部分患者术前有消化道的梗阻，术前进食少或者不能进食。

（2）手术损伤　手术中切除肠管，导致人体的损伤，需要时间恢复。

（3）术后禁食　防止并发症的发生，术后一般会要求禁食，让肠管能够恢复，防止消化道瘘的发生。

（4）术后发生并发症　对于各种原因出现的消化道瘘，禁食也是一种治疗手段。

（5）特殊人群　如手术患者为老人和小儿，本身就容易发生营养不良。

术后营养不良可导致术后感染、伤口愈合不良等并发症增加，严重影响患者的康复。因此，手术后合理的营养支持有利于减少术后并发症，缩短住院时间，降低住院费用。

### 4.手术后应该怎样补充营养？

应该说手术后针对不同的对象、时机、途径及目标营养供给量、持续时间，营养支持都有所不同。手术后的营养补充应该在病情许可的条件下，尽早开始，这就要求机体内环境稳定。

营养补充应该按照五阶梯原则。首先选择营养教育，然后依次向上晋级选择口服营养补充、全肠内营养、部分肠外营养、全肠外营养。即只要胃肠功能允许，优先选择肠内营养，包括口服营养补充；不能进行口服营养支持者，应采取管饲喂养方式，即通过胃管补充营养；如果肠内营养3～7天内仍不能达到目标量的60%，应采用肠内联合肠外营养支持或全肠外营养支持的方式。

一般认为，麻醉手术后的1～3天为胃肠功能抑制期，这个时间段过去后，胃肠功能逐渐恢复，当患者肛门排气后，没有腹痛腹胀等表现，就可以进流质饮食了。如果进食后没有不适，才可食用易消化、高热量的流质饮食，如米汤、果汁和肉汤等，再逐渐增加营养。在住院期间和出院一段时间内，饮食应营养均衡，以易消化、多营养和少油炸为主，还应兼顾高蛋白和适量的微量元素。

# 护肝药物：我们应该怎么用？

护肝药物是用于保护肝脏功能的一类药品，是临床上常用的药物，具有改善肝脏功能、促进受损肝细胞再生、增强肝脏解毒功能的作用。老年人因为多患基础疾病，加上长期服药，会对肝功能产生一定的影响，也常常会涉及保肝的问题。但护肝药的种类繁多，副作用也不同，如何选择和使用好护肝药物，我们给大家介绍一下。

## 1.临床护肝药物简介

常用护肝药物在临床上很多，一般可以分为以下几类。

（1）基础代谢类药物　主要包括水溶性维生素及辅酶类。主要是各种水溶性维生素，如，维生素C、复合维生素B（含维生素$B_1$、维生素$B_2$、维生素$B_6$、烟酰胺、泛酸）、维生素E。

维生素C具有可逆的还原性，在体内形成单独的还原系统，起到递氢作用，参与氧化还原反应，减轻肝细胞的脂肪变性，促进肝细胞再生及肝糖原合成。复合维生素B是糖代谢、组织呼吸、脂质代谢、蛋白质代谢所需辅酶的重要组成成分。维生素E有促进肝细胞再生作用。

酶和辅酶类药物是生物的催化剂，纠正人体的功能失调，恢复机体的正常代谢。辅酶A为体内乙酰化反应的辅酶，对糖、脂肪、蛋白代谢有重要的作用。三磷酸腺苷（ATP）是含有高能磷酸键的物质，是体内器官活动的信使或递质，能供给机体生理生化反应所需要的能量。肌苷进入细胞后转变为肌苷酸，进而变为ATP参与细胞代谢。在肝细胞受到损伤时，不论是在维持自身功能方面，还是在其自身修复方面，都需要维生素和辅酶类的参与。

（2）肝细胞膜保护剂　多烯磷脂酰胆碱（易善复）、水飞蓟宾（益肝灵）。

磷脂是细胞膜的重要组成部分，肝细胞在受到致病因子攻击时，膜的稳定性受到破坏，最终导致肝细胞破裂坏死。多烯磷脂酰胆碱在化学结构上与重要的内源性磷脂一致，它们主要进入肝细胞，并以完整的分子与肝细胞膜及细胞器膜相结合，补充外源性磷脂成分，增加细胞膜的流动性，对肝细胞的再生和重构具有非常重要的作用。

（3）促进肝细胞代谢药物　葡醛内酯（肝泰乐）还原型谷胱甘肽（阿拓莫兰）、硫普罗宁（凯西莱）。

此类护肝药物可以为肝脏提供巯基或葡萄糖醛酸，增强肝脏的氧化、还原、水解、合成等一系列化学反应，将有毒物质转变成易溶于水的化合物，并通过尿和胆汁排泄出体外，从而减轻有害因素对肝脏的持续损害。

肝泰乐进入体内，在酶的催化下变成葡萄糖醛酸，能与肝内或肠内含有羟基、羧基和氨基的有毒物质及药物结合而排出，又能降低肝淀粉酶的活性，阻止糖原分解，使肝糖原增加。

还原型谷胱甘肽由谷氨酸、半胱氨酸和甘氨酸组成，结构中含有活性的—HS基团，在体内 $\gamma$-谷氨酰循环中提供谷氨酰基以维持细胞的正常代谢和膜的完整性，肝细胞受损时为谷胱甘肽过氧化酶提供还原剂，从而抑制或减少自由基的产生，保护肝细胞免受损害。

硫普罗宁（凯西莱）结构中的游离巯基具有还原性，有对抗脂质过氧化和清除自由基的作用，参与三羧循环中糖代谢和脂肪酸氧化，促进乙醇和乙醛的排泄和降解，抑制甘油三酯在肝脏的蓄积，对治疗酒精性脂肪肝有明显效果。

（4）抗炎护肝药物　应用最为广泛的是甘草酸制剂和双环醇，其中甘草酸制剂根据结构不同又分为4代。目前临床常用的抗炎类护肝药有复方甘草苷（第2代）、甘草酸二铵（第3代）、异甘草酸镁（第4代），具有抗炎、保护肝细胞、改善肝功能、激素样、利胆、抗纤维化、增强细胞免疫及抗过敏的作用。

（5）促进肝细胞再生药物　促肝细胞生长素（肝复肽），是小分子多肽类活性物质，能够明显刺激新肝细胞的DNA合成，促进肝细胞再生，对四氯化碳诱导的肝细胞损伤有较好的保护作用，能促进病变细胞的恢复。

（6）利胆类护肝药　腺苷蛋氨酸是存在于人体所有组织和体液中的一种生理活性分子。通过补充腺苷蛋氨酸，使其在体内的生物利用度恢复至正常的范围，从而防止肝内的胆汁淤积。

熊去氧胆酸是正常胆汁成分的异构体，通过增加胆汁酸的分泌，抑制肝脏胆固醇的合成、在肠道内重吸收和降低胆固醇向胆汁中分泌，从而降低胆汁中胆固醇的饱和度，使胆固醇结石逐渐溶解；能拮抗疏水性胆酸的细胞毒性作用，并有免疫调节作用。

茴三硫能增强肝脏谷胱甘肽的水平，明显增加谷氨酰半胱氨酸合成酶、谷胱甘肽还原酶和谷胱甘肽硫转移酶的活性，从而增强肝细胞的活力，使胆汁分泌增多，有利胆作用。

（7）降酶类保肝药　联苯双酯是合成五味子丙素时的中间体，对细胞色素P450酶活性有明显诱导作用，对四氯化碳所致的肝脏微粒体脂质过氧化有抑制作用，并降低四氯化碳代谢过程中还原型辅酶Ⅱ及氧的消耗，从而保护肝细胞生物膜的结构和功能，适用于慢性迁延型肝炎、化学毒物、药物引起的谷丙转氨酶增高。

### 2.护肝药物的合理使用

（1）急性病毒性肝炎　急性病毒性肝炎的治疗以适当休息，合理营养为主，药物疗法为辅。避免饮酒和使用对肝脏有损害的药物，药物治疗宜简不宜繁，应以对症支持治疗为主，给予补充维生素，热量摄入不足者给予葡萄糖，护肝药物不宜太多，以免加重肝脏负担。

目前临床上常用的护肝药物为10%葡萄糖、维生素C、维生素B、肌苷、ATP、辅酶A等组成的能量合剂和氯化钾，如患者的热量不足还可以加入50%葡萄糖，对于黄疸重者可以加用维生素K，以补充其不足。其他护肝药物可以选用硫普罗宁，或茵栀黄等中药治疗。

（2）慢性病毒性肝炎　慢性病毒性肝炎的治疗与急性病毒性肝炎的治疗基本相同。保护肝细胞是比较重要的，常用的药物如下。

① 甘利欣和复方甘草酸苷等，这类药物有类似糖皮质激素的非特异性抗炎作用，而无抑制免疫功能的不良反应，有改善肝功能的效果。

② 水飞蓟宾，可增加肝细胞膜的稳定性，并可促进肝细胞的再生。

③ 磷脂酰胆碱，可重新修复受损的肝细胞膜。

④ 五味子制剂，含有降低转氨酶的有效成分，通过稳定细胞色素P450来实现。

（3）重型肝炎　重型肝炎的形成是因为肝细胞以不同速度发生大量坏死和凋亡而陷入肝衰竭，治疗主要是支持性的，其目的是赢得肝细胞再生的时间。常用肝细胞再生因子、门冬氨酸钾镁和还原型谷胱甘肽等。

（4）酒精性肝病　酒精性肝病是由于长期大量饮酒引起的中毒性肝损害。酒精性肝病的治疗，首先要戒酒，护肝治疗可用丁二磺酸腺苷蛋氨酸，它是通过质膜磷脂和蛋白质的甲基化，影响线粒体和细胞膜的流动性，而起到转化疏基作用，能增加肝细胞内还原型谷胱甘肽、牛磺酸及硫酸根的含量，减少对氧自由基介导的肝脏损伤的敏感性，通过改善线粒体的损害减轻或纠正酒精性肝病的肝损伤。

（5）脂肪肝　脂肪肝是指无过量饮酒，以肝实质细胞脂肪变性和脂肪储积为特征的临床病理综合征。肥胖、2型糖尿病和高脂血症是其主要原因。本病的根本治疗是低脂饮食、戒酒、减轻体重。药物治疗除了降血脂药物外，还可应用护肝祛脂的药物，如，磷脂、熊去氧胆酸、维生素E、维生素A、还原型谷胱甘肽、水飞蓟宾和牛磺酸等。

（6）药物性肝病　药物性肝病是指药物或其代谢产物引起的肝脏损害，目前已经发现600多种药物可以引起肝损害。药物性肝病的治疗中最关键的是停止和防止重新给予引起肝损伤的药物。

根据导致肝损伤的药物选用不同的护肝药物，如，药物的直接损伤时选用解毒护肝药物（还原型谷胱甘肽、硫普罗宁）；影响胆红素代谢时选用利胆护肝药物（丁二磺酸腺苷蛋氨酸）；过敏性肝损时选用有类激素样作用的护肝药（甘利欣、复方甘草酸苷片）。

（7）自身免性肝炎　自身免疫性肝炎是由自身免疫反应引起的肝细胞的损害。皮质激素是初始抗炎和免疫抑制治疗的首选用药，护肝药物可选择有类激素样作用的非特异性抗炎护肝药，如，甘利欣、复方甘草酸单铵和复方甘草酸苷等。

（8）淤胆型肝炎　淤胆型肝炎是因多种原因引起肝细胞和（或）毛细胆

管胆汁分泌障碍，导致部分或完全性胆汁引流受阻为特征的综合征，可发生于急性病毒性肝炎、慢性病毒性肝炎、重型肝炎及肝炎后肝硬化。在针对病因进行护肝治疗的同时，选用利胆护肝药物，如，腺苷蛋氨酸、熊去氧胆酸和茵栀黄制剂等。

（9）其他疾病引起的肝脏损害　如，感染中毒性肝炎，在治疗原发病的同时选用解毒护肝药物，如，还原型谷胱甘肽（阿拓莫兰、古拉定）。

综上所述，护肝药物的临床应用不但要根据药物的特点使用，更重要的是还要结合医院的药品和医生的经验来进行灵活应用，这样才能取得好的效果。

# 这20种疾病需不需要治疗？真相在这里

最近，很多人都在转发这样一条消息：《这20种病不需治疗，不是所有的病都要去医院，看看美国医生怎么说》，本来看到第1次，我还不以为然，文中说的多数观点还是正确的。但也不停地有人提出质疑……应该说，百姓传播的知识，只要方向没有错误，也无须那么较真了。

直到有位知名的专家也在转发此文，我感到不得不说几句了，因为就专家而言，说错一句话都可能会产生不良的后果。

那么，这20种疾病是不是不需要治疗呢？

## 1.这20种疾病是什么？

该文提出的20种疾病是骨质增生、慢性浅表性胃炎、甲状腺结节、心脏早搏、痔疮、鼻炎、关节疼痛、慢性咽炎、单纯性肝囊肿、子宫肌瘤、子宫颈糜烂、乳腺增生、盆腔积液、湿疹、耳鸣、偏头痛、胃酸烧心、灰指甲、病毒性感冒、失眠。

笔者认真看了一下，这里面有些不是疾病，是症状或表现，如，心脏早搏、关节疼痛、盆腔积液、耳鸣、胃酸烧心；有的是不规范的诊断，如，骨质增生、痔疮、乳腺增生、灰指甲、失眠；有的是一类疾病的笼统概括，相当于腹痛待查一样的，如，甲状腺结节。

还有很多细小的诊断问题，就不一一列举了，给人的印象是，该文不是专业的医生写的，至少不是很有经验的医生写的。

### 2.哪些疾病大多不需要治疗？

在这20种疾病中，大部分情况下不需要治疗的疾病只有一种，就是慢性浅表性胃炎。每一个胃镜检查的报告，几乎都会做出慢性浅表性胃炎的诊断，胃镜的诊断标准是根据黏膜的血管情况，以及有无出血点来进行诊断的，而在病理上，则是根据上皮、黏膜和固有肌层的白细胞浸润情况来做出诊断的。

我们知道，人的胃腔是与口腔相通的，经常会有食物通过，有的是较硬的食物，有时甚至会有异物通过，这些物质多少都会对胃黏膜产生一定的摩擦或损伤，而表现出慢性浅表性胃炎的影像。那么，这种慢性浅表性胃炎到底是食物引起的，还是本身病变引起的，临床上是难以鉴别的。

如果是较硬的食物引起的，经过短期的修复，是可以自己愈合的，而不需要治疗；如果是病变引起的，还是需要治疗的。因而，即便这种疾病也不是完全不需要治疗的。

### 3.有些疾病有一部分情况是需要治疗的

有些疾病中有一部分情况需要治疗，一部分情况不需要治疗。如，骨质增生是无法治愈的，但是可以通过药物缓解骨质增生引起的疼痛和功能障碍，换句话说，就是改善症状。

心脏早搏，如果是偶发的，是不需要治疗的，几乎每个人都会发生，不会对健康产生不良影响，如果是频发的，或者出现不适的症状，就需要治疗了。

像这样的"疾病"还有痔疮、鼻炎、关节疼痛、慢性咽炎、病毒性感冒、失眠等。

### 4.有些疾病是需要鉴别的

有些疾病尽管不严重，也可以观察，但必须要进行鉴别，排除恶性肿瘤后，这类疾病有甲状腺结节、单纯性肝囊肿、子宫肌瘤。当然较大的良性甲状腺结节、巨大的肝囊肿、较大的子宫肌瘤也是需要治疗，包括手术治疗的。

### 5.有些疾病是需要观察的

子宫颈糜烂是一个不正确的名词，正确的名称是子宫颈柱状上皮异位，是一种正常的生理现象，是不需要进行任何治疗，以前的许多治疗子宫颈糜烂的方法都是错误的。但对于有症状的子宫颈炎，是需要进行治疗的；同时，子宫颈糜烂还应与子宫颈上皮内瘤样病变、早期子宫颈癌相鉴别，仅从外观上是难以鉴别的，应常规作子宫颈刮片、子宫颈管吸片，以及阴道镜检查及活体组织检查以明确诊断。

乳腺增生是一个病理诊断，不能作为临床诊断，它是一个从正常到异常，再到失常的变化，多数情况是不需要治疗的，但少数有症状的是需要治疗的；同时，许多百姓将乳腺包块也认为是乳腺增生，这样就可能耽误病情，因此，乳腺增生是需要鉴别和观察的。

至于盆腔积液就更不是一个诊断了，可以认为是一个影像学的名词，导致盆腔积液的原因有很多，可分为生理性盆腔积液和病理性盆腔积液两种，病理性盆腔积液多由感染、肿瘤、肝病、心脏病引起，也可发生在盆腔炎、附件炎或子宫内膜异位症中。

### 6.有些疾病是需要治疗的

湿疹、耳鸣、偏头痛、胃酸烧心（反流性胃炎）、灰指甲（甲癣）等疾病都是需要治疗的。

综上所述，这20种疾病中，没有一种是完全不需要治疗的。那种不需要治疗，或者自己买药吃的做法是不科学的。我们应该重视自己身体发出的信号，至少经过专业的医生做出专业的诊断后，再决定是否需要治疗，那种自己当医生的做法是不正确的，弄不好延误了病情，后悔晚矣。

## 夺命海鲜，罪魁祸首是什么？

有老人在家里清洗海虾时，手指不小心被虾尾刺破了，两天后开始发烧，并且双下肢肿胀，以后，病情迅速发展导致其多脏器功能衰竭而死亡。

看到这里，人们不禁要问，是什么疾病如此凶险？为什么被虾尾刺伤还能导致死亡？

### 1.海洋创伤弧菌是罪魁祸首

这是一例海洋创伤弧菌的感染，是一种比较罕见但十分凶险的细菌感染，死亡率很高。

海洋创伤弧菌，顾名思义，它是一种弧菌，是一种栖息于海洋中和海鲜体内外的常见海洋弧形细菌。它通过伤口感染人体的，换句话说，这种细菌生长在海洋里，必须通过伤口进入人体。常常是因在海水中游玩，或者是处理海鲜的时受伤所致，也可因食入生蚝、蚌类等海产及生鱼片而感染。

海洋创伤弧菌的特点是喜热、怕冷，在冬天它几乎无法存活，夏天是其活动的高峰期。由于这种细菌"嗜盐"，这就决定了它只能在海水中生存。

### 2.海洋创伤弧菌感染有哪些表现？

海洋创伤弧菌感染后，临床最常见的两种表现：伤口感染及原发性败血症。患者初期会出现发热，以及水疱、红斑、紫癜、皮肤发黑等症状，如果不及时治疗，病情会迅速发展为皮肤组织大面积坏死，出现全身中毒症状，致多脏器功能衰竭，最终导致死亡。

### 3.海洋创伤弧菌是怎样危害人体的？

海洋创伤弧菌侵入皮下组织和筋膜，首先消耗组织中的氧气，同时，细菌分泌的酶将组织中的过氧化氢分解，使组织缺氧，创造出了适合厌氧菌生存的环境。

由于细菌的大量繁殖和毒素的作用，可以迅速引起浅筋膜组织的炎症。在细菌产生的透明质酸酶、肝素酶的作用下，导致小血管内血栓形成，影响组织的血运。同时，这些酶可以分解、破坏组织，使感染迅速沿着皮下间隙向周围扩散，引起组织的广泛性充血、水肿，而皮肤和皮下的小血管网发生炎性栓塞，组织营养障碍导致皮肤出现缺血坏死，这就是坏死性筋膜炎的演变过程。随着病变迅速发展，皮肤和皮下组织坏死液化，液体从破溃创口渗出，渗出液常呈污黑色、恶臭难闻，这些液体同时随皮下间隙向外扩散，从而使病变迅速扩散。

坏死性筋膜炎患者病灶内的细菌繁殖和组织坏死、液化可产生大量的气体，这些气体充盈在皮下间隙，可以使组织明显肿胀，用手指按压可出现皮下捻发音，这种表现类似于我们用手握雪球样的感觉，医学上又成为"握雪感"，"握雪感"的出现意味着病情的加重。如果病情得不到有效的控制，患者可迅速出现多器官功能障碍综合征等，而危及生命。

### 4.海洋创伤弧菌青睐哪些人？

海洋创伤弧菌可以危害任何人，但它尤为青睐以下几种人。

① 酒精性肝硬化。

② 原有肝病（包括原因不明的肝硬化），以及慢性肝炎。

③ 酗酒，但没有肝病纪录。

④ 遗传性血色（铁）沉着病。

⑤ 有慢性疾病，包括糖尿病、风湿性关节炎、地中海贫血、慢性肾衰竭、淋巴瘤。

从上面的资料我们可以看出，慢性肝病患者是比较容易感染海洋创伤弧菌的。有文献提示，76.5%的创伤弧菌脓毒血症的患者有慢性肝病。美国的一项调查也表明，患有慢性肝病的患者发生创伤弧菌感染的危险性是非肝病患者的80倍；而且创伤弧菌感染的死亡患者大多患有慢性肝病，死亡的风险是非肝病患者的200倍。前文提及的老人就是因为有慢性肝病，这不得不说是诱发海洋创伤弧菌感染的原因之一。

### 5.海洋创伤弧菌感染的发病情况

海洋创伤弧菌感染在1979年报道了首例病例，此后，越来越多的国家和地区报告了海洋创伤弧菌感染病例，如美国1996～2010年累计报告1600余例，病死率达30%；我国台湾地区2003～2010年累计报告近100例，病死率高达60%；丹麦、西班牙、韩国、泰国、澳大利亚等国家也报告了感染病例。因此，海洋创伤弧菌感染的发病率并不高，但后果很严重。

### 6.怎样预防海洋创伤弧菌感染？

海洋创伤弧菌感染的发生概率是比较小的，但一旦发生，发病很快，48小时内死亡率可超过50%。因此，我们应该积极预防，不可掉以轻心。那么，应该怎么预防海洋创伤弧菌感染呢？

① 少吃生冷的海产品，尽量将海产品煮熟后食用，这样可以避免海洋创伤弧菌侵入人体。

② 避免受伤或将伤口暴露在海水中，这是预防海洋创伤弧菌进入人体的有效方法。

③ 正确处理伤口，被蜇伤或夹伤时应自行尽早处置，不可因为是轻微的外伤，而不予处理，应该按照常规应用活力碘和双氧水处理伤口。

④ 在捕捉海鲜或宰杀海鲜的过程中，一定要养成戴手套的习惯，这样可以避免受伤，可以有效预防海洋创伤弧菌的感染。

综上所述，海洋创伤弧菌感染尽管可怕，但健康人是不容易感染的，应该加强对慢性肝患者群的预防。只要我们做到以上几点，是可以避免发生海洋创伤弧菌感染的。

# 如果想长寿，请适度保持饥饿

您想长寿吗？您想延缓衰老吗？答案一定是肯定的。但是，如果我们希望大家能够适当少吃一点，保持适度的饥饿，我想就会有人不同意。

有谁愿意过那种半饥半饱的生活呢？人们总是以"衣食无忧""酒足饭饱"来形容富足的生活。然而，最新的研究结果显示，适当保持饥饿，有利于健康，有利于长寿。

美国科学家们曾做过这样的实验。他们将200只猴子分成两组：一组猴子不控制饮食，随它吃饱，另外100只猴子控制饮食，只让它们吃七八分饱。10年以后的结果呢？"敞开吃"的这100只猴子中，胖猴多、脂肪肝多、冠心病多、高血压多、死得多，100只猴子死了50只；而另外100只猴子，只有12只死亡。这就说明了适当控制饮食是有利于健康，有利于长寿的。那么，为什么控制饮食可以延缓衰老呢？

### 1.可以减缓细胞的老化

美国佐治亚州立大学的一项血管衰老的研究中发现，在食物摄入量较低时，人体可产生一种称为β－羟丁酸的分子，这是一种由肝脏产生的酮基分子，可以减缓血管系统的细胞老化。还有一些研究已经证明，适度饥饿是对延缓衰老是有帮助的。

### 2.可以减少氧自由基的产生

许多研究提示，人体摄入的能量过高，会增加提早死亡的风险。这是因为能量的摄入太多，会产生更多的氧自由基，最终导致人体细胞的衰老。因此，适当控制饮食能减少氧自由基的产生，避免它对细胞的损害，从而达到减少疾病，延缓衰老的目的。

美国和日本有些团体严格遵守低卡饮食的原则，他们的寿命就比全球平均寿命要长。英国伦敦大学学院健康老化研究所的研究发现，食量减少40%可能让寿命延长20年。

### 3.减轻胃肠道的负担

摄入食物过多会让胃部可用空间变小，肠道的蠕动功能变差，影响肠道内食物的排空。如果是蛋白质和脂肪类的食物，在肠道内停留时间过长，可产生大量的毒素和致癌物质，甚至导致癌症的发生。

而减少食物的摄入，可使肠蠕动增加，加速食物的消化和吸收，加速了代谢废物的排泄，减少毒素和致癌物对人体的影响。

### 4.避免大脑代谢紊乱

饱食后，大脑中的纤维芽细胞会增长数万倍，会造成大脑皮质血氧供应不足、脑组织萎缩及脑功能退化，最终出现痴呆而减少寿命。日本研究显示，老年失智症人群中有30%～40%的人，在青壮年时期都有长期饱食的习惯。

### 5.减轻体重

减少食物的摄入，可以减轻体重，除了保持良好的体型外，还可减少因肥胖而引起的一系列疾病。

记得在20世纪六七十年代，物资不是特别丰富的年代里，粮食定量供应，尽管那时，人们渴望吃肉喝汤，但很少有肥胖的人，很少有患高血压、糖尿病和痛风的人。但现在，这些疾病的发病率逐渐增高，并且越来越呈年轻化，不得不说是与过量的饮食有关的。

随着人们的生活水平的提高，人们都希望自己能够健康、长寿。然而，现代医学的发展，过多的饮食对健康的影响也越来越引起人们的重视，"要想身体好，三分饥和寒""吃饭七八分饱，上楼慢步跑""想要活久一点，就要少吃一点"，这些顺口溜都是有科学的道理的。

您是选择"幸福"的饱食呢？还是选择"痛苦"的健康呢？相信您会做出明智的选择。